百姓实用
就医指南

（第二版）

主　编　杨晓光　赵春媛

编　委（以姓氏笔画为序）

于永明　方　波　朱天宇
杨　杨　杨　森　时培育
赵春芳　窦凤芹

中国中医药出版社
·北京·

图书在版编目（CIP）数据

百姓实用就医指南 / 杨晓光，赵春媛主编 . —2 版 . —北京：
中国中医药出版社，2018.10（2020.1重印）
ISBN 978 – 7 – 5132 – 4856 – 3

Ⅰ . ①百…　Ⅱ . ①杨…　②赵…　Ⅲ . ①疾病－诊疗－指南
Ⅳ . ① R4–62

中国版本图书馆 CIP 数据核字（2018）第 065456 号

中国中医药出版社出版

北京经济技术开发区科创十三街31号院二区8号楼
邮政编码　100176
传真　010–64405750
保定市西城胶印有限公司印刷
各地新华书店经销

开本 850×1168　1/32　印张 8.75　字数 211 千字
2018 年 10 月第 2 版　2020 年 1 月第 3 次印刷
书号　ISBN 978 – 7 – 5132 – 4856 – 3

定价　29.80 元
网址　www.cptcm.com

社 长 热 线　010–64405720
购 书 热 线　010–89535836
维 权 打 假　010–64405753

微信服务号　zgzyycbs
微商城网址　https：//kdt.im/LIdUGr
官 方 微 博　http：//e.weibo.com/cptcm
天猫旗舰店网址　https：//zgzyycbs.tmall.com

如有印装质量问题请与本社出版部联系（010–64405510）
版权专有　侵权必究

前言

常言道："没啥别没钱，有啥别有病。"钱非与生俱来，没钱可以挣钱；病却如影随形，有病就要治疗。而治病需要的除了金钱，还要有"门道"，诸如医院的选择、就诊的科室、治疗的手段等与之相关的知识。只有这样，才能收到事半功倍的效果。特别是在看病难、看病贵的今天，多掌握一些看病的"学问"，就尤其显得必要。而这正是本书推出的宗旨。

本书分为"求医与就诊""检查与化验"两部分，通俗易懂，注重实用性和指导性，相信会帮助病家减少看病的麻烦，走出就医的误区，为健康添上一层"保险"。

编者
2018年8月

目 录

求医 与 就诊

看病是门大学问 / 3

看病如何选医院 / 4

小病首选社区医院 / 5

哪些患者适宜看简易门诊 / 6

如何到大医院看病 / 6

看病如何省时 / 8

看病如何省钱 / 9

看病怎样对症挂号 / 10

看病挂号的高招 / 12

哪些病症应立即就医 / 13

如何看急诊 / 13

哪些情况要看急诊 / 14

如何选择专家门诊 / 15

如何成为聪明患者 / 16

就诊七忌 / 17

头晕应该看哪科 / 18

头痛应该看哪科 / 19

头痛要做哪些检查 / 20

发烧应该看哪科 / 21

哪些疼痛应就医 / 22

慢性疼痛应看疼痛科 / 24

呕吐应该看哪科 / 24

胸痛应该看哪科 / 25

患心律失常如何就诊、检查 / 26

腹痛应该看哪科 / 27

背痛别忘看消化科 / 27

腰痛应该看哪科 / 28

尿量异常应该看哪科 / 29

便血应该看哪科 / 29

看性病应到皮肤性病科 / 30

看牙如何选医生 / 31

如何选择补牙材料 / 31

拔牙最好选在下午 / 32

拔牙后多长时间镶牙好 / 32

哪些情况下不宜拔牙 / 33

中老年拔牙有禁忌 / 33

保管好牙科病历 / 34

长期低热需做哪些检查 / 35

听力功能检查有哪些 / 35

疑有胃病应做哪些检查 / 36

肝硬化患者何时该去医院 / 37

哪些白细胞减少需要治疗 / 38

哪些疾病理疗效果好 / 39

做理疗的注意事项 / 40

带孩子看病六注意 / 41

带孩子看病怎样选科室 / 42

妇科检查应注意什么 / 43

看妇科前该做什么准备 / 43

看妇科病应择日就诊 / 44

六类妇科病宜看中医 / 45

哪些病应看小儿妇科 / 46

女孩13岁就应看妇科 / 48

出现哪些情况少女要看妇科 / 48

到妇科就诊应注意些什么 / 50

老年人初诊最好先到老年病科 / 51

老人何时看急诊 / 52

中老年人看病的四大误区 / 53

哪些男性应做男科检查 / 55

男科门诊不等于性病门诊 / 55

男科到底治什么病 / 56

哪些人不能"打的"去医院 / 57

哪些伤口应马上就医 / 58

处理伤口的错误观念 / 58

伤口缝合后该注意啥 / 59

如何识读医生的处方 / 60

网上看病须慎重 / 61

看病之前先选衣服 / 61

看病不要戴首饰 / 62

看病要改掉的坏习惯 / 63

应该消除的不良求医心理 / 64

这些就诊心理影响疗效 / 65

就诊时该如何与医生交谈 / 67

如何陈述病史 / 68

如何向医生说"痛" / 69

如何向医生诉说"难言
之隐" / 70

怎样向医生提要求 / 71

提哪些问题会干扰医生用药 / 73

别"指导"医生开药 / 74

看病取药六注意 / 75

看病常犯的几种错误 / 76

看病时的"聪明原则" / 77

就医时如何自保安全 / 80

看病如何减少误诊 / 80

就医归来洗洗鼻子 / 82

看中医有讲究 / 82

哪些病适合看中医 / 83

看中医前饮食六不宜 / 85

如何选择中医基本疗法 / 86

中医拔罐须注意什么 / 86

如何正确测量体温 / 88

测量腋下体温应取右侧 / 88

做皮试注意事项 / 89

皮试不可掉以轻心 / 89

打针前喝糖水可减轻疼痛 / 90

打针后应就地休息十分钟 / 90

打针后不宜揉 / 91

怎样消除肌注后硬结 / 91

打完消炎针千万别饮酒 / 93

输液速度有讲究 / 93

频繁输液损害健康 / 94

感冒滥输液很危险 / 95

输液过量不利降血压 / 95

老人输液五注意 / 96

如何避免输液反应 / 96

输液不适怎样缓解 / 98

输液拔针后怎样使皮下
　不瘀血 / 98

接种疫苗能管多长时间 / 99

婴儿需要接种两针流感
　疫苗 / 100

何人何时不宜进行预防
　接种 / 100

注射乙肝疫苗有禁忌 / 101

狂犬病疫苗接种越早
　越好 / 102

手术前应做哪些准备 / 102

手术前要考虑的十个
　问题 / 103

术前应做哪些检查 / 105

手术前不要随便服中药 / 106

手术前后注意事项 / 107

术前禁食禁水很重要 / 108

手术不同　流食各异 / 108

手术前后用点云南白药 / 109

手术前后应戒烟 / 110

嚼口香糖有助术后早出院 / 110

老年人手术前要三学 / 111

全麻手术应做的准备 / 111

全身麻醉不会影响大脑 / 112

重大手术前患者家属签字的

　意义 / 113

先天性疾病的最佳手术时机 / 113

脑胶质瘤别急着手术 / 114

眼科病人手术前做哪些准备 / 115

屈光手术前注意事项 / 115

如何应对白内障术后不适感 / 116

哪些人不宜做白内障手术 / 116

眼部手术后别按摩 / 117

牙科手术前的心理调适 / 117

冠状动脉搭桥术后切口不适

　莫紧张 / 118

腹腔镜术后的注意事项 / 119

胆结石手术前后应注意的

　问题 / 119

胆道手术出院后注意事项 / 120

糖尿病病人手术注意事项 / 120

前列腺增生手术后注意事项 / 121

前列腺切除术后注意事项 / 122

治疝必须早手术 / 123

什么情况下不宜做腹外疝

　手术 / 124

人造肛门术后注意事项 / 124

哪些人不适合做吸脂术 / 125

全子宫切除术后注意事项 / 125

手术后吃什么 / 126

什么是会诊、留观、随诊 / 127

什么是住院检诊查房制度 / 128

何为住院分级护理制度 / 129

住院病人不宜常回家 / 130

看病时哪些费用需自负 / 130

门诊留观费用怎样结算 / 131

出院时四个问题要弄清 / 132

如何核对住院收费清单 / 133

病家应该享受的权利 / 134

遇到医疗纠纷如何寻求

　帮助 / 135

医疗保险理赔要注意 / 136

医疗事故如何赔偿 / 136

医保报销五步骤 / 138

警惕看病吃药五大陷阱 / 138

部分医院惯用的十大阴招 / 139

这些医生不可信 / 140

如何识别伪中医 / 141

如何识别"医托" / 142

医托常用的骗人伎俩 / 143

检查 与 化验

医学影像检查前应做的
准备 / 147

特殊检查前的注意事项 / 147

如何选择体检项目 / 149

个性化体检项目有哪些 / 150

何时选择检查有讲究 / 150

体检应该咋安排 / 151

健身前应做哪几种体检 / 152

"装备"好了再去体检 / 153

查体前该如何饮食 / 154

健康体检要做哪些化验 / 155

体检不能忽视的细节 / 155

如何做一次有质量的体验 / 157

年龄不同体检重点各异 / 157

老人体检应查什么 / 159

肥胖的人应做哪些检查 / 161

看体检报告的几个问题 / 161

正确看待体检单上的
"异常" / 162

部分体检项目异常的意义 / 164

体检次数多少为宜 / 165

频繁体检可能危及健康 / 166

体检别轻易拒绝X射线
检查 / 166

健康体检五误区 / 167

如何安排血压测量时间 / 168

怎样测血压才准确 / 169

用电子血压计前要算好
差值 / 170

电子血压计并非人人适用 / 170

测血压应量双臂 / 171

测血压的正确方法 / 171

血压有时要上下肢一起测 / 172

测量血压注意事项 / 173

血压单位的简易换算法 / 174

脉压差意义何在 / 174

高血压病人体检应检查哪些
　项目 / 175

血糖高需查哪些项目 / 176

如何准确检测餐后两小时
　血糖 / 177

测空腹血糖早晨6～8点
　最准 / 178

定时测血糖并不合理 / 178

勿在下午检测血糖 / 179

监测血糖应"全天候" / 179

测定血糖时四注意 / 180

糖尿病患者应定期做哪些
　检查 / 181

确诊糖尿病需哪些标准 / 182

测尿糖要停服维生素C / 182

测血糖不要挤手指 / 183

什么叫四次尿糖监测 / 183

心电图正常≠心脏无恙 / 184

心律失常何时该看医生 / 185

心律失常病人就诊时要做哪些
　检查 / 186

诊断冠心病应做哪些检查 / 187

什么样的心绞痛应快去医院 / 188

X线检查有哪些临床功能 / 188

应避免的拍X光片误区 / 189

应避免不必要的X射线检查 / 190

哪些腰痛患者应拍X光片 / 191

钡灌肠X线检查前的准备 / 192

有乳腺癌家族史者不宜做X光
　胸透 / 192

经前能否做X线检查 / 193

哪些人不宜做X线检查 / 193

做X线检查要适时复查 / 194

照片子前后该做什么 / 195

B超、CT、MRI各检查什么病 / 196

CT检查的利与弊 / 197

不可盲目做CT / 197

哪些颅脑病CT查不出 / 198

中风后何时做CT / 199

超声检查前的注意事项 / 200

黑白B超和彩超哪个好 / 201

做B超憋尿宜喝碳酸饮料 / 201

哪些人需要做UBM检查 / 202

做磁共振前应做的准备 / 202

磁疗保健要慎做 / 203

生理功能检查有什么作用 / 204

什么是外科病理诊断 / 205

正确解读病理诊断报告 / 206

如何早期发现高血压的靶器官
　损伤 / 207

什么是全身PET/CT检查 / 207

什么是治疗药物监测 / 208

什么是药物治疗的依从性 / 209

什么是"微创治疗" / 209

免疫学检查有哪些项目及
　作用 / 210

及时活检能明确诊断 / 212

肿瘤早期征兆应查啥 / 213

患肿瘤为何需做影像、内镜
　检查 / 213

读懂体检报告中的癌变
　信号 / 214

肿瘤标志物检验报告该
　怎么看 / 215

哪些人需做防癌普查 / 216

如何计算化疗的周期
　与疗程 / 216

放疗常见副作用及防护 / 217

化验前要注意什么 / 218

化验前要做好这些准备 / 219

化验前几类药需停吃 / 220

如何看待检验结果 / 220

化验正常未必健康 / 222

化验单上的参考范围 / 223

化验单上的阳性和阴性 / 224

化验单上的补体C_3 / 224

如何看懂化验单提示语 / 225

化验准不准与患者配合
　有关 / 226

怎样留取化验标本 / 226

怎样留取病毒标本 / 228

抽血化验前应注意的
　问题 / 228

血液化验应向医生说明的
　问题 / 230

验血请伸左手无名指 / 231

抽血后如何止血 / 232

部分化验项目简介 / 233

如何看血常规化验结果 / 234

如何看血糖化验单 / 235

血糖值单位不同如何换算 / 236

化验血脂前的注意事项 / 236

如何看血脂化验单 / 237

贫血应关注哪些指标 / 238

如何看甲亢化验单 / 239

肺功能检查是怎么回事 / 239

如何看肺功能检查结果 / 240

哪些人需做胃镜 / 241

做胃镜前后注意啥 / 242

老人做胃镜应注意什么 / 243

儿童能不能做胃镜检查 / 244

如何看胃镜活检报告 / 244

如何看胃液检查报告单 / 246

检查肝功前的注意事项 / 247

肝炎病人每年应做的检查 / 248

如何看肝病B超报告 / 248

如何看甲肝化验单 / 249

如何看乙肝检查报告单 / 250

"大三阳""小三阳"是什么
意思 / 251

如何查丙肝 / 252

如何看甲胎蛋白化验单 / 253

肾功能检查每年都要做 / 254

前列腺检查有哪些 / 255

如何看前列腺液化验单 / 255

应定期查尿常规 / 256

如何看尿化验报告单 / 257

大便常规化验的临床
意义 / 258

腰腿痛须做哪些化验 / 258

如何看懂骨髓检查报告 / 259

如何看骨髓涂片检查
结果 / 260

如何看风湿五项报告单 / 261

如何看白带化验单 / 261

如何看宫颈涂片报告单 / 262

如何看子宫内膜病检
报告单 / 263

如何看精液化验单 / 264

如何看性激素检验单 / 265

不孕不育可做八项检查 / 266

求医与就诊

看病是门大学问

❶ 明确求医目的　很多到医院就医的病人追求立竿见影的效果，认为来医院看病就应该马上痊愈。其实，很多病人不了解，有些病症需要一定的过程，不可能一下子药到病除。

患者到医院，首先要明确就诊的目的，要根据病情就医，以便明确诊断和治疗，顺利达到康复的目的。在有条件的情况下，患者还可以了解一下这家医院的设备和科室设置，一般门诊大厅都有介绍。在看病之前，要认真考虑是去综合性医院还是去专科医院。一般来说，像感冒等常见疾病最好去综合性医院，若是小孩生病也不一定非要去儿童医院，现在很多综合性医院的儿科水平都很不错。

❷ 避免挂错号　患者在挂号前，首先要了解该医院各科室的设置情况。一般来说大医院包含内、外科等，科室底下再分科。如果实在不清楚，可以问导诊台护士。如头痛，可以直接挂神经科普通门诊，若之前有过病史看专家门诊也可以。患者可以先在门诊大厅看一下专家的简历及特长，再根据自己的病症选择适合的医生。

❸ 小病无须挂专家号　由于专家门诊的专家每天要看很多疑难杂症，精力有限，一般患者的早期疾病检查，还是去普通门诊比较好。此外，专家门诊的专家一旦遇到患者得的只是小毛病，都会推荐去普通门诊。

❹ 复诊不要换医生　慢性疾病患者在复诊时最好找之前为之看病的那个医生，这样有利于医生比较前后病情的变化。一些患者喜欢去这个医院看看，又去那个医院看看，这样容易把原来

的资料丢失，也不利于医生了解患者之前的身体状态。

看病如何选医院

❶ **医院就诊者是否过多**　　患者太多而过于拥挤的医院里，医生忙不过来，只能缩短医患交流的时间，甚至病人难于把病症介绍完全，医生也无更多时间仔细了解病情全部，解释工作也只能三言两语。当本应得到的医疗服务未得到时，有的患者可能还察觉不到。因为选医院时就认定要去大医院，哪怕只看很短时间也都认了。其实，看病全过程是需要一定时间的，病情越复杂需要的时间越长。无论大病、小病都挤在一个医院，医生看病时间很短，诊断欠准、治疗欠细就有可能发生；小病者两分钟就看完了，可挂号、候诊花费了很多时间，是不是应该静下心来重新选择一个医院呢？大城市里医院很多，一般常见病都能满足需求。过于拥挤的医院应该不是首选的医院。

有的单位参加了"医保"，大家互相比着都选大医院，结果选成某些医院过度拥挤。这种失衡状态，除了靠医疗行政部门进行有效管理和合理的疏导工作，病人也要心中有数，勿让"从众"心理影响对医院的选择。

❷ **检查、化验是否过多，用药是否对症、便宜**　　疾病诊治需有一个过程，复杂的、不典型的或少见的病例更不可能看一次门诊就完成，所以，一次门诊就开出一大堆化验和检查单，可能会因为有些是不必要的而造成浪费。可先做几项检查，然后根据病情再逐步扩充进行，这样可能更合理、省钱、省事。现在有一些医疗机构（诊所、研究中心）登出广告，免费做无痛苦、无创伤的"高级检查"，总能给你检查出几种病，然后让你购买他们

自配的药，往往开出的药量大，药费高达几百元甚至过千元。当你遇到检查单开出太多、药费过高的情况时需谨慎行事，也可换个医院作个比较。

❸ **医院解释工作如何**　经治医生在诊治疾病的某个时段有责任向病人介绍病情，告知如何调理疾病和服药方法等，也要答复病人提出的与疾病相关的一些问题。这样的医疗服务是选医院的参考条件之一。

❹ **医院是否住院难**　有些大医院门诊、急诊病人过多，想要住院十分困难。当有了重病、急病而住不上院时，将会给病人及其家属带来很大麻烦和苦恼。所以，选医院时要了解住院难不难。其实你自己也可判断，若门诊病人过度拥挤时，肯定住院难度会很大。

❺ **医院窗口服务如何**　看病过程中常会遇到挂号、抽血、输液、化验及诸多项目的检查，要看一看每个窗口等候时间、服务情况等，这些窗口往往是医院整体服务状态的反映。

小病首选社区医院

一些人生病后，习惯直接去大医院，认为大医院医疗技术好、医疗设备全，看病放心。这些想法是合理的，但很多初发病的病人不管病情轻重缓急，都直接到大医院看病，就不可取了。由于大医院分科很细，病人挂号时分不清该挂哪个科，结果反而费时、费钱，又不一定能得到及时处置。如果得的是一般性毛病，或症状较多的毛病，应先到社区卫生服务中心，请全科医生诊治。小毛病就可直接处置，既省时又省钱，同时还解决问题；对于较复杂的毛病经全科医生初诊，再转诊到大医院，这样病人可少走弯路。

哪些患者适宜看简易门诊

简易门诊主要为患者提供的是开简单药物和常规检查的服务。患者在就诊时，只需挂一个简易门诊人，在负责简易门诊的医生处就诊，开药或者做简单检查，就可以完成整个求医过程。但简易门诊并不填写大病历，也就是不记载完整的病史，因此，不适合初次就诊、病因不明或者尚未确诊的患者。

适宜看简易门诊的一般为确诊的慢性病患者，比如糖尿病、高血压患者，开个检查单查血糖和血压，开点控制血糖和血压的药，都是比较方便的。这样的老病人，病情稳定，服药多年，对医生的要求和自己的病情，都比较了解，什么药对自己有较好的疗效，都非常清楚。他们到医院就诊是因为药吃完了，想继续开些药控制病情发展。这类患者就诊时，一定要带上以前看病的病历，以便医生能了解病情，开出合适的处方。

如何到大医院看病

❶ **何时需要去大医院看病** 95%以上的病症都是常见病，且不需要上大医院，在社区医院就可解决。只有5%左右的病症确实需要去大医院做比较全面、详细的检查。通常以下病症建议去大医院：

※ 不明原因的呕吐。

※ 持续高烧或低烧，经抗感染治疗仍不能退烧的。

※ 不明原因的头晕且频繁发作的。

※ 不明原因消瘦的。

※ 大便有血的。

※ 尿血或小便困难，少尿、无尿的。

※ 全身大面积紫癜的。

※ 突发心绞痛或呼吸困难的。

※ 婴幼儿及妇女孕期内疾病。

※ 有急性黄疸症状的。

※ 妇女非经期内阴道不规则出血的。

※ 身上突然长出的包块，或以前的一直不变的疙瘩、囊肿或痣疣突然发生变化或快速增长的。

※ 性器官病症。

❷ **去大医院看病的时间选择**　如果不是急性发作非得立即上医院的话，最好不要在周一和周五去大医院看病。周一通常是一周中门诊最忙碌的一天。在周一到大医院看病，不仅挂号、划价、交费、拿药、检查样样得排队，而且医生也因为等候的病人多，不能像平常一样把病看得那么仔细。有的大医院开展了预约挂号或预约门诊，一般通过电话或网络就能预订好门诊，这为日常工作业务繁忙而又想看专家门诊的人提供了不错的选择。

❸ **去什么样的大医院看病**　不管生的什么病，人们习惯于往综合性大医院跑，但除了上综合性大医院，很多病去一些知名的专科医院也是不错的选择，有时甚至比上综合性大医院要好。因为是专科医院，通常在这个领域还是很有实力的，设备也比较齐全，而且研究上也更专业一些。

❹ **去大医院看什么样的门诊**　现在大医院门诊的名堂越来越多，通常都有普通门诊、专家门诊、专病门诊和知名专家门诊。可以说90%的病症在普通门诊和专家门诊看并没有太大区

别。现在的专家门诊即是副主任医师以上从诊的门诊，而主任、副主任医师的评定通常是一种资历。所以去大医院看病，普通的病看普通门诊足以解决问题，没必要过于迷信专家。有点疑难要看专家门诊的，最好是找该科最知名的专家看。

看病如何省时

❶ **选好医院**　一些常见病，如感冒发烧、高血压、腹泻等，一般的中小医院都能治疗，选择此类医院比较划算。相反，如果患的是疑难杂症、危重病以及一些不明原因的突发病等，最好选择综合性大医院或专科医院，这样不仅节省时间，还节省了四处辗转求医的费用，最重要的是避免耽误病情，利于早确诊、早治疗。

❷ **选准医生**

初诊挂普通门诊：以前人们到医院看病，迷信"医生越老，看病越好"，不管大病小病一律都想挂个专家号。其实并不是每个患者都需要挂专家号。对于初诊的病人来说，挂个普通号即可。无论是专家还是普通医生，在病人初次就诊时都要对病人的病因、病史、病情做很详细的了解，必要时还要根据病人的病情做相应的血液、尿液等物理、生化检查，结果出来才能确诊治疗。

复诊挂专家门诊：专家门诊均由副主任医师以上专家坐诊，他们在医学某一领域中有独特专长，对疾病的诊断和治疗有丰富的经验。患者可以在初诊的基础上挂专家门诊，请专家诊治。此时患者已经有了充分的病历资料，专家也容易解决问题。

看西医还是看中医：中医、西医各有所长，哪些病该看中医，哪些病该找西医呢？专家认为，有五种情况看中医比较合适。首先是一些诊断很明确的慢性疾病，比如，慢性肝病、高血压、冠心病等，西医没有什么太好的办法为病人提供帮助，而中药可以改善症状，相对而言疗效好、副作用小。另外，像气管炎、肺炎这样的常见病、多发病；小儿外感发烧、咳嗽等感冒一类的常见急性病；疾病的恢复期，尤其是手术后、癌症放化疗后的饮食调养等；诊断不清的疑难杂症和养生保健等，中医都有自己的独到之处。但是有急症，尤其是心脑血管疾病、突发病等，需要及时抢救，建议还是采取西医的办法来解决。

❸ **选对时间**

选好住院时间：各大医院虽然没有明文规定星期天不做手术，但医院医生基本上都工作五天半，手术时间大都安排在周一至周六的上午，周末休息一般不做手术，除非急诊。根据这一规律，患者住院时最好选择周一或周二住进医院，做完手术前的各项检查，周四或周五就可以排上手术。如果患者在周三住进医院，做完术前检查刚好赶到周末，那只能在医院干等，多花两天住院费。

选好看病时间：专家建议，有病最好选择在上午就诊。据专家介绍，有些病需要化验，如糖尿病，要求病人空腹化验一次，吃东西后每隔一段时间再化验一次，病人如果下午去，化验根本就没法做。

看病如何省钱

❶ **普通疾病别挂专家号**　时下，患者去各大医院看病，点医生、挂专家号十分流行，似乎这样心里才踏实。但专家门诊光

挂号费就从几元到数十元不等，远远高出普通门诊，无形之中加大了病患者的看病开支。特别是任何医生都能够诊治的常见病，如果也挂上一个专家号，无疑是一种浪费。而且，一些专家号还不是每天都有，如果一心要看专家，没准还会耽误了疾病的及时诊治。

❷ **切莫常换病历本**　不少人看病不带病历本，每次都是图省事花几角钱再买上一个病历本看病，这是一种不好的习惯。老病历上往往记载着你以前的病史和一些重要的检测结果，这些资料是医生诊治的重要参考。如果没有这些资料，患者描述病情又不清楚，许多本可以免去的检查就要从头开始，这就会加大看病的开支。因此，为了使病情得到及时准确的诊断，免掉不必要的开支，看病请带上老病历本。

❸ **别把贵药当好药**　什么是"好药"？一是必须疗效确切，二是对人体的毒副作用小，三是相对价格低廉且便于使用。人们在选择药物时，绝不能把新药、价高作为好的衡量标准。一些新研制出的药物可能对某些疾病有良好的疗效，但毕竟应用时间较短，一些不良反应往往不为人知，且价格昂贵。

❹ **多和医生交流**　假如你经济条件并不十分好，不能支付太多的医疗开支，你不妨直接把这些想法告诉医生。这样，医生就可以从专业的角度为你计划，让你在最合理的价位上得到最有效的治疗。

看病怎样对症挂号

❶ **呼吸内科**　发热、咳嗽、流鼻涕、咽痛、呼吸困难、哮喘、胸痛等。

❷ **消化内科** 恶心、呕吐、便秘、腹泻、腹痛、吞咽困难、食欲异常、胃肠胀气、呃逆、呕血、便血、黄疸等。

❸ **心血管内科** 心悸、胸闷气短、紫绀、前胸疼痛、高血压、低血压、脉搏异常等。

❹ **肾内科** 尿常规检查异常、尿色异常、血尿、水肿、肾区不适、尿频、尿急、尿痛等。

❺ **神经内科** 头痛、失眠、面瘫、瘫痪、肌无力、昏迷、抽搐、眩晕、肌肉萎缩、不自主运动、步态障碍、痴呆等。

❻ **内分泌科** 肥胖、消瘦、生长发育异常、尿糖高、血糖高、甲状腺肿、突眼、易激动、垂体瘤、肥胖症等。

❼ **血液科** 出血、贫血、紫癜、血常规异常、发热、淋巴结肿大等。

❽ **肿瘤科** 肿瘤的非手术治疗、各种肿瘤的化学疗法。

❾ **普外科** 腹痛、腹胀、黑便、腹部包块、乳腺肿块、肛肠疾患、下肢静脉曲张等。

❿ **胸外科** 咯血、胸部肿瘤、食道疾病和肿瘤、肋骨骨折、纵隔肿瘤、肋间神经痛等。

⓫ **心血管外科** 先天性心脏疾病、大血管畸形、心脏瓣膜病变等疾病。

⓬ **泌尿外科** 肾、输尿管、膀胱、外生殖器的畸形、损伤、结石、肿瘤，男性不育症，性功能障碍等。

⓭ **骨科** 腰腿痛、骨外伤、四肢疾病、关节疾病、颈椎病、骨骼炎症、肿瘤、畸形等病变。

⓮ **烧伤科** 各种物理、化学烧伤及皮肤整形。

⓯ **神经外科** 中风、脑肿瘤、头颅外伤、周围神经损伤、颈椎病等。

⓰ **妇科** 外阴炎、白带异常、阴道炎症、阴道出血、闭经、痛经、下腹部包块、子宫肌瘤、盆腔炎、女性不孕等。

⓱ **产科** 围产期保健、生育检查、分娩、产前产后疾病。

⓲ **儿科** 14 岁以下儿童，除眼、耳、鼻、喉、皮肤等以外的内、外科疾病。

眼科、耳鼻喉科、口腔科、皮肤科、理疗科、职业病科等专科疾病症状和患病部位明确，就诊时挂相应科室的号即可。

看病挂号的高招

高招之一：下午看病 目前，医院场所、专家资源等方面还有一定困难，相对来讲还有存在一些供需矛盾的问题。因此，如情况允许，可下午看病，通常下午病人会相对少些，但是下午挂号一般只能挂到普通号。

高招之二：按需挂普通号、专家号 人都有一种心理，好不容易到医院挂上一次号，肯定想挂一个好的专家号，但有时区分不清专家号和普通号。一般来说住院医师和主治医师看普通号，副主任医师、主任医师与副教授、教授看专家号。病人要理性就诊，不是疑难重症的病人首诊可以先挂普通号。

高招之三：预约 有人会问，首诊可以预约吗？答案是"可以预约"。

（1）窗口预约：进行窗口预约时患者需要带上自己的病历卡，如果是请人代办还需要代办人的身份证。窗口预约的挂号费比平时要多出几元钱，窗口预约挂号只是普通号。

（2）电话预约：建一个一卡通，只需在家里打一个电话就行了，首先应该在说明书上找到要挂的医生名字和代码，然后再拨打电话预约。

窗口预约的周期一般是 1 周，电话预约是 3 天以内。

哪些病症应立即就医

❶ **体重突然减轻** 你的饭量没有变化，但忽然间明显消瘦，这可能是胃癌的先兆。如果你是一位女士，卵巢癌这时可能正在向您袭来。

❷ **语言含混不清、麻痹、乏力、耳鸣、肢体麻木** 这些都是中风即将发作的危险信号。如果救治及时，即可避免中风发生，从而预防大脑遭受严重损伤。

❸ **黑色大便** 这是许多重病来袭的不祥之兆。它很可能是如下这些疾病的信号，诸如胃及十二指肠溃疡或胃癌、肠癌。黑色大便是血液从体内流进了胃肠道内，是内出血，其后果极其凶险。遇到这种情况，必须尽快查明原因。救治越快，保住生命的希望就越大。

❹ **剧烈头痛波及颈项，伴有高烧** 这些症状可能是脑膜炎等重病的表现。如果这时体温很高，头项剧痛使头低不到胸部，就必须马上去看医生。

❺ **头痛欲裂** 假如过去从未像眼下这样头痛难忍，就应毫不迟疑地求医诊治。这可能是脑出血的信号。在这种情况下，动脉瘤虽然相当少见，可也不能排除这种病发作的可能性。

如何看急诊

病人到了医院，先急诊后挂号。医院急诊科（室）都有明显的"急诊"标志。护送者应该了解病人的情况，在病人不能自述病情时，代为陈述。

由于有的医院曾拒收病人，致病人死于医院门口，因此，卫生部规定，要求急诊医生、护士对病人负责，避免增加病人的痛苦，凡第一个接待急诊病人的医院、科室和医生称为首诊医院、首诊科室和首诊医生，对急诊病人必须负责到底。当首诊医生发现需要转院、转科时，必须体检完毕，写好病历，并进行必要的紧急处置后，请有关专科会诊，再联系转院、转科。转院必须在病情允许的前提下（允许搬动），经医院行政部门同意，落实好接收医院后才能转院。这时，首诊医生应写好转院病历，由医院人员陪送，防止途中发生意外。当了解这一制度后，在今后看急诊时，就可以监督和帮助医院克服推诿和拒收病人的情况，促使其认真执行制度。如有特殊情况，可直接找医院领导解决。

哪些情况要看急诊

❶ **呼吸困难或喘憋，胸痛或胸部有压迫感，胸闷心悸，短暂晕厥或抽搐，突发性头晕** 若以上症状全部出现或大部分出现时，表明心、肺或脑部出现了病变，应马上前往急诊室诊疗。否则，病情一旦恶化，有可能猝死。

❷ **视力模糊** 其突发者有两种可能，眼底出血、视网膜病变等眼部疾病，或中枢神经系统病变，如脑梗死、脑瘤等，必须及时看急诊。

❸ **伤口出血不止** 这表明凝血系统出现了问题，有可能是血小板减少、白血病、再生障碍性贫血等，因为体内器官的凝血功能也面临同样问题，因此应尽快接受治疗。

❹ **咳血、吐血或不明原因的便血** 这些都内脏出问题的表现。咳血可能源于肺部严重病变，如肺癌、肺结核、大叶性肺炎等。吐血和便血则可能跟消化道病变有关，如肠胃溃疡、肠胃肿瘤等。不明原因的便血尤其需要注意，这表明内脏在出血，即使当时感觉不痛，或只有轻微头晕、心慌、出虚汗，也要去急诊室接受检查。假如等到有明显不舒服的时候，往往最佳的治疗时机已被错过。粪便呈黑色糊状（柏油样）是大量便血的特征之一。

❺ **严重、持久的呕吐或腹泻** 这说明肠胃道可能受到了感染或发生了肠梗阻，都需要尽快治疗。

❻ **有自杀或伤害别人的念头** 当今人们的生活、工作压力很大，患抑郁症等精神疾病的可能性增加。一旦觉得自己萌生了上述念头，请尽快就医，以免伤害到自己和他人。

❼ **幼儿发烧和哭闹** 幼儿的抵抗力和对自身感受的表达能力都较弱，一旦他们出现发烧，父母千万不能大意，一定要尽快送其就医。

❽ **过敏** 对过敏也要特别小心，尤其是严重皮炎和喉头水肿等严重症状，都需要尽快治疗。

如果上述症状迅速恶化，或者觉得自己前往医院会加重病情，最好打 120 急救电话，让医务人员上门来接。此外，为了能保证急诊过程的顺利，最好随身携带病史资料单，说明正在服用的药物及过敏药物，以利于医生正确诊治。

如何选择专家门诊

选择专家门诊，需要根据自己的病情、经济条件和专家的特长来决定。有些病人一到医院，不论是看病、检查、手术或用药，要求都较高，找名医看病，请专家做手术，用高精尖设备检查，用最好的药物治疗。但是，从对患者负责的角度来看，评价一个医生的水平高低，主要是看他能否让病人少花钱、治好病。找医生看病也要实事求是，当自己患了疑难重症时，应该早日请有权威的专家诊治；如果是一般小伤小病，就不必去看专家门诊了。

在具体选择专家门诊时，还要注意以下几个方面：

1. 应该选择与自己所患疾病对口的专业。

2. 要择优就医。即使同一专科的专家，也各有所长。比如，同是口腔科专家，有的专长于拔牙，有的专长于补牙，有的专长于镶牙，还有的则专长于颌面部手术。

3. 相对定人诊治。如果您患有慢性病，且长期在某个医院诊治，最好能与某位专家建立联系，有利于了解您的病情和掌握治疗的规律。

如何成为聪明患者

患者的主要角色应该是配合医生让其尽快找到症结所在并制定解决方案，掌握备、说、听、问四个环节，可让自己成为一名聪明、成熟的患者。

❶**备** 即准备以往病史和用药史等详细材料。准备以往所做过的检查、结果及病历资料，能帮助医生快速了解发病史，也可避免重复检查。对于一些慢性病患者，还应将正在服用的所有药品列出一张清单，这样能使医生了解患者吃过或正在吃什么药，帮助医生判断那些药会不会影响治疗效果。

❷**说** 不隐瞒或夸大病情，重点说明此次就医目的。开门见

山地说这次为什么来看病，简明扼要，不夸大其词，也不隐瞒病史，这是医生最需要的。重中之重就是直接告诉医生，这次来看病的目的，目前最不舒服的症状和持续时间，发生时间、地点。

❸ **听** 仔细听懂医生的问话。很多医生花了九牛二虎之力详细询问患者相关病症和过往史，但患者不是回答得风马牛不相及，就是纠缠在自己做好了充足准备、想向医生重点"推荐"的内容上。

很多患者并不了解医生的问诊流程和要把握的重点。医生的问题都不是可有可无的，而是有目的性、针对性的，患者搪塞敷衍会直接导致问诊难以继续或是效果打折扣。

❹ **问** 适当问清自己想知道的问题。患者问问题也是需要技巧的，很多问题医生没办法回答，比如"为什么他好了我还没好？"患者要问的应该是可以积极配合医生，对自己治疗、康复有用的信息，例如"我得了什么病""病因是什么""为什么要做检查""检查要注意什么""拿到检查结果后怎么做"等。

就诊七忌

一忌 用药后就诊。有些药物可遮掩症状，除非病情急需之外，一般在就诊前不宜用药。

二忌 酒后或大量吸烟后就诊。中等量饮酒（尤其是烈性酒）或大量吸烟可引起心率（脉搏）显著加快，血压波动，也可出现其他异常改变，容易产生某些"假象"，给确诊造成一定困难。

三忌 浓妆艳抹后就诊。就诊前切勿化妆，尤其是不能浓妆艳抹。因为化妆品会掩盖本来的肤色，对诊断贫血、黄疸、斑丘疹、血管痣等疾病十分不利。

四忌 隐瞒或谎报病史。病史是诊断疾病重要的依据之一，如果隐瞒病史，很容易造成误诊。

而谎报病史，可将医生的思路引向歧途，使之做出错误的诊断，进而导致错误的治疗，后果不堪设想。

五忌 多疑或不信任。有些病人，特别是一些"老病人"或某些神经精神系统疾病患者，常常自以为是，对医生的诊断无根据地怀疑、不信任。这种病人的态度不仅会损害医患关系，而且还会由于不能很好地执行医嘱而影响治疗效果。

六忌 检查时不合作。如果检查时不按医生的要求去做，不能很好地与医生配合，必然会影响检查结果，容易造成误诊。用医学仪器检查时，也需要病人配合。

七忌 指名要药。许多病人就诊时向医生指名要药，这种做法弊病很多。因为治疗必须对症下药，该用什么药必须由医生根据诊断开方，滥用药物不仅是一种浪费，甚至会造成严重后果。

头晕应该看哪科

头晕又称眩晕，引起眩晕的原因非常复杂，涉及耳鼻喉科、神经科、骨科、内科等科室，挂号也需根据不同症状来决定挂哪科号。

1.头晕伴有发烧、头痛的情况，可考虑是感冒引起的，应去呼吸内科就诊。

2.过去有心脏疾患，晕前心慌、胸闷，常见于心律失常、心脏功能不全，应立即去看心内科。

3.40岁以上，剧烈的头晕目眩，间隔几分钟或几小时反复发生，或伴有肢体麻木，急性脑血管病、短暂脑缺血发作的可能性较大，该看神经内科。

4.头晕伴头痛、失眠，劳累紧张时加重，高血压、脑动脉硬化常见，应去看内科。

5.过去有糖尿病史，要注意低血糖。头晕时可以先吃一点饼干或喝一些糖水，如不缓解，需去看内分泌科。

6.突然起病的旋转性眩晕耳鸣，突然呕吐，无血压改变者，梅尼埃病可能性较大，应立即去五官科检查。

7.头晕伴有视力减退，眼前出现飞蚊症，常见于屈光不正、眼底动脉硬化，应去眼科就诊。

8.长时间头晕，时轻时重，伴反复性头痛，恶心或呕吐，可能为脑部疾患，需请神经内科检查。

9.头晕伴有莫名的疲乏，面色苍白，或皮肤上有青紫的瘀点、瘀斑，可疑为贫血或血液系统疾病，需看血液科。

10.头晕和体位密切相关，颈部活动时容易发生，伴有手臂麻木者，可能是颈椎骨质增生，压迫血管，导致脑供血不足，应去骨科检查。

头痛应该看哪科

大部分头痛为功能性的，但有时却是一些严重器质性疾病的早期信号。

头痛的病因较复杂，不一定全是由中枢神经系统疾病引起的。例如急性发热性疾病也常伴有头痛，随疾病的好转，头痛可自愈。紧张、劳累、气候改变、强光刺激等，是已被肯定的头痛诱因。头痛也可为某些疾病的主要表现，如偏头痛、三叉神经痛、高血压及脑血管病变等。

对常常出现的头痛症状，绝不能等闲视之，尤其不要随便用"止痛药"去顶，一定要及时检查、诊治，排除各种可能引起头痛的器官性疾病，针对不同病因进行治疗。到医院就诊该如何挂号呢？

1.突然发作的剧烈头痛，伴有呕吐、意识障碍或偏瘫者，应挂神经内科。

2.有高血压病史的慢性头痛患者，搏动性头痛或跳痛，应到普通内科就诊。

3.反复发作的慢性头痛，有或没有先兆，持续数秒至数十小时的，应到神经内科就诊。

4.由头部外伤引起的头痛，无论有无出血，均应到神经外科就诊。

5.前额、面颊部痛，流脓性鼻涕，或颞侧疼痛，耳流脓及听力减退者，应去耳鼻喉科就诊。

6.头痛常与头部水平转动密切相关，伴头晕和手臂麻木者，应挂骨科号。

头痛要做哪些检查

❶ **血、尿、便常规检查**　了解有无感染，有无寄生虫和肾脏疾患等。

❷ **X线检查**　包括头颅平片、颈椎四位片、鼻颏位片和鼻额位片，了解有无颅内、外骨质病变，有无颈椎病及鼻旁窦病变。

❸ **脑脊液检查**　如怀疑有颅内病变者，要做腰穿抽取脑脊液化验，了解有无颅压增高和颅内出血等。

❹ **脑电图检查** 对癫痫、颅内肿瘤、散发性脑炎有一定诊断意义。

❺ **脑血流图检查** 对颅内血流情况可做间接的了解。

❻ **CT 和磁共振（MRI）检查** 对严重头痛又高度可疑脑内器质性病变的患者做 CT 和 MRI 检查十分必要。这对于颅内肿瘤、寄生虫、血肿及脑血管病变都能提供确切的诊断依据。

发烧应该看哪科

发热（发烧）分低热、中度发热、高热。

低热：腋下体温 37.4 ～ 38℃，称为低热。常见于上呼吸道感染、水痘、流行性腮腺炎、结核病、风湿热、胆道感染及甲状腺功能亢进症等疾病。

中度发热：腋下体温 38.1 ～ 39℃，称为中度发热。

高热：腋下体温超过 39.1℃，称为高热。

中度发热及高热常见于流行性感冒、化脓性感染、肺炎、胰腺炎、肾盂肾炎、变态反应性疾病、败血症、急性肝炎、细菌性痢疾、麻疹、猩红热、流行性脑脊髓膜炎、流行性乙型脑炎、肾综合征出血热等。

伴随症状是重要的看病分科依据，可据此挂号：

1. 伴有咳嗽、咳痰、咯血、气急（气短）、胸痛的发热，无论是高热、低热，还是急性、慢性发热，首诊都应挂呼吸内科号。

2. 发热伴腹痛、呕吐者，应挂消化内科号。

3. 发热伴腹泻、排水样便或脓血便者，应挂肠道门诊号。

4. 发热伴心前区痛、心悸、呼吸困难及口唇青紫的病人，应挂心脏内科号。

5. 发热伴近期内明显消瘦或肥胖者，应挂内分泌科号。

6. 发热伴皮疹、黄疸、剧烈头痛、喷射状呕吐、抽风及有明确的传染病接触史的病人，应挂传染科号。

7. 发热伴尿频、尿急、尿痛、水肿及尿液检查异常（蛋白尿、血尿等）的病人，应挂肾内科号。

8. 急性发热伴咽痛、声音嘶哑、脓性鼻涕或耳流脓的病人，应挂耳鼻喉科号。

9. 慢性发热，伴咳嗽、胸痛或有多个淋巴结肿大的病人，应挂结核科号。

哪些疼痛应就医

❶ **疼痛伴有发热**　许多脊柱外的感染性疾病可以出现腰腿痛。这时候的腰腿痛只是全身性疾病的局部表现，然而脊柱在感染时出现的发热则是局部疾病的全身性表现。另外，许多肿瘤也可以引起发热。

❷ **疼痛并出现马尾综合征**　马尾综合征表现为会阴部出现麻木甚至感觉消失，尿潴留，大小便失禁。腰腿痛的病人出现马尾综合征是一个相对紧急的情况，应尽快进行诊治。

❸ **疼痛伴明显体重下降或既往有肿瘤病史**　这种疼痛通常是全身性疾病、感染和恶性肿瘤的特征。

❹ **老年病人和儿童出现腰痛**　老年人的腰背首先应排除肿瘤，其次是椎体压缩性骨折、椎管狭窄、退行性病变。儿童一般不会出现腰痛，一旦出现应该引起重视。儿童疼痛与感染、肿瘤、脊柱侧弯、先天畸形有关。

❺ **休息痛和夜间痛** 持续不断的休息痛和夜间痛是严重腰腿痛的表现，更重要的是感染、某些炎症和肿瘤的特点。

❻ **长期使用皮质激素后出现疼痛** 长期使用皮质激素后可致骨质疏松引起压缩性骨折，同时免疫力下降，造成感染、肿瘤。

❼ **有明确外伤史后出现疼痛** 不能马虎，需及时就医。

❽ **疼痛原因不清楚的疼痛** 不少患者，经过长时间的检查，查不出引起疼痛的原因，这种患者应到疼痛科诊治。

❾ **无特效治疗方法的疼痛** 如带状疱疹后遗神经痛、截肢术后幻肢痛，均需到疼痛科治疗。

❿ **不具备手术条件的颈、肩、腰腿痛** 如某些无手术适应证的颈椎病、肩周炎、椎管狭窄、腰椎间盘突出症、骨性膝关节炎、肌筋膜综合征和骨质疏松症等。

⓫ **某些慢性非化脓性关节炎引起的疼痛** 如类风湿关节炎、强直性脊柱炎、痛风等。

⓬ **血管、管道痉挛栓塞引起的疼痛** 如雷诺病、心绞痛、胆管结石、输尿管结石等引起的剧烈疼痛，经疼痛科治疗可有效缓解，有的可起到治疗原发疾病的协同作用。

⓭ **神经源性疼痛** 即由于神经系统的原发性病变或功能障碍引的疼痛，如中枢痛、反射性交感神经萎缩症、三叉神经痛、舌咽神经痛等。

⓮ **癌性疼痛** 在抗癌治疗的同时或完成抗癌治疗后仍存在的疼痛，需疼痛科采用特效的镇痛措施进行治疗。

专家提醒，一旦疼痛持续 3 个月以上，就一定要到正规医院的诊治，否则很容易错过最佳治疗时机。

慢性疼痛应看疼痛科

疼痛分急性疼痛和慢性疼痛，急性疼痛是症状，根据疼痛的部位可以找相应科室诊治，但持续一个月以上的慢性疼痛就是一种疾病，需要找疼痛科医生治疗，长期不治疗，会使人体各器官系统的功能发生紊乱，免疫系统受损，加重恶性疾病发生的概率。

疼痛科有自己独立的学科体系和独特的治疗方法。比如针对颈椎病，如果找骨科大夫看，大夫一般会根据 X 片结果，确定是服用消炎药、止痛药还是采取手术治疗，理疗科大夫的治疗也只能起到暂时缓解的效果。但疼痛科会分析出是颈前神经痛、颈后神经痛还是交感神经痛，而采取不同的诊疗方案，因为这三种疼痛的表现方式是不一样的。

通过正规的疼痛科治疗，可以达到 90% 的镇痛效果，评判标准就是达不到影响正常的生活质量，而且复发的概率非常低。

呕吐应该看哪科

呕吐的原因多而复杂，挂号就诊便成为一个难题。在解决这个难题时，除了要分析呕吐的时间、病程及特征外，还要考虑它的伴随症状。

1. 喷射性呕吐，伴剧烈头痛、头晕及意识障碍的病人，应去神经科进一步检查。

2. 呕吐和进食有关，吐食物及酸水，且伴腹痛的病人，应去消化内科进一步检查。

3.呕吐物为胆汁，伴右上腹痛，或呕吐伴腹胀痛、不排气、不排便，或长期呕吐，于进食数小时后发生，呕吐物有宿食味者，均应到普通外科就诊。

4.服有毒物、药物后呕吐的病人，应到内科就诊。

5.呕吐伴胸痛、憋气、不能平卧的病人，应去心脏内科就诊。

6.有糖尿病、甲亢、慢性肾上腺皮质功能减退病史的病人，突发呕吐时，应到内分泌科就诊。

7.原有慢性肾炎，出现呕吐及水肿加重的病人，应到肾内科就诊。

8.呕吐伴腹泻的病人，应到肠道门诊就诊。

9.呕吐伴黄疸的病人，应到肝炎科就诊。

10.晨吐，且有闭经史的病人，应到妇科就诊。

11.呕吐伴旋转性眩晕、耳鸣的病人，应到耳鼻喉科就诊。

胸痛应该看哪科

1.有冠心病史的病人，出现胸痛、胸闷，伴气短、出冷汗情况，应立即采取紧急措施，包括就地休息、吸氧、含服硝酸甘油等，仍不缓解应叫救护车，如自己去医院应看急诊科，以免延误抢救时间。

2.发作性胸骨后或左侧胸闷痛，持续数秒或更长时间，疼痛向左肩臂放散，伴气短或呼吸困难者，应到心脏内科就诊。

3.突然单侧胸痛伴咳嗽、咳痰、咯血或呼吸困难的病人，应到呼吸内科进一步检查治疗。

4.发作性胸痛与进食或体位变换有关者，应到消化内科就诊。

5.胸痛呈发作性灼痛，且沿肋骨走行放散的，应到神经内科就诊。

6.剧烈胸痛且有肉眼可见的疱疹，应到皮肤科就诊。

7.胸壁疼痛局限于胸壁软组织等浅表部位，用手触之十分敏感。常见于胸壁扭伤、挫伤、皮炎、带状疱疹及蜂窝组织炎等，可到外科或皮肤科就诊。

患心律失常如何就诊、检查

就诊时，须向医生详细讲述病史，包括症状：心悸、头晕、晕厥、呼吸困难和胸痛；激发、加重和终止的因素；诱因：发作与饮食、吸烟、喝茶或咖啡、运动、疲劳、情绪激动、药物的关系；发作特点；当时心脏跳动异常的时间、节律和速率。

患者要尽可能详细描述自己发病的过程，医生就可以从患者的描述中，大体判断出是否患上了心律失常，可能是哪一种心律失常。常做的检查主要有以下几种：

❶ **心电图**　心电图记录的心律失常对于诊断有直接的意义。

❷ **动态心电图**　动态心电图即24小时心电图，可以进行连续的、动态的观察，在一定时间范围内，观察每时每刻的心跳变化。

❸ **X线胸片检查**　大致诊断心脏有无器质性异常。

❹ **超声心动图**　进一步确定有无心瓣膜病和心肌病等器质性心脏病、室壁运动情况。

❺ **运动试验**　对心律失常和心肌缺血的诊断有意义。

❻ **食管心电图**　通过食管电极的刺激，诱发心律失常。

❼ 心电生理检查　在食管心电图不能确定时采用，可诱发心律失常的发生，并可随时终止，还可发现异位兴奋点和异常传导途径。

在实际的就诊过程中，要进行哪些检查，是由医生根据患者病情来决定的，其目的是明确诊断并进行治疗。

腹痛应该看哪科

❶ 普通外科　发生在右上腹腔和右下腹的急性腹痛，一般首次就诊应挂普通外科。腹部胀痛伴呕吐、不排气、不排便的病人，应排除肠梗阻，先去外科就诊。

❷ 消化内科　发生在中上腹、左上腹、左下腹的急性腹痛，或者慢性上腹痛伴反酸或呕吐、腹泻的病人，应去消化内科就诊。

❸ 泌尿外科　急慢性左右腰腹痛，伴血尿的，应确定有无泌尿系统结石、前列腺肥大造成的尿潴留等。

❹ 妇科　女性病人，在行经期、月经中期或者有停经史的，突发急性腹痛，应去妇科就诊。确诊是痛经还是宫外孕等疾病。

❺ 儿科　14岁以下的儿童，应该去看儿科。

背痛别忘看消化科

出现背部疼痛，不要急于"背疼医背"。按摩、拔火罐、刮痧虽然能缓解疼痛，但无法解决引起背痛的根本病灶。

背部受了外伤或剧烈运动造成的肌肉拉伤导致的疼痛，用手压在受伤部位，压痛明显，疼痛点明确。而在没有外伤的情况下，应该考虑到可能是消化系统、呼吸系统疾病引起。

消化系统疾病中，十二指肠球部溃疡、胆囊炎和胰腺炎经常引起患者背部不适，这是由于真正的病灶促使神经反射，引起背部放射疼痛。疼痛的具体位置因人而异，但对于个人来说，疼痛部位是固定的，这个固定的疼痛部位就是疼痛点。

如果不明确自己患有消化系统疾病的人，常常背痛，可以先观察一下是在什么样的情况下背痛的。消化系统疾病引起的背痛常常由患者的饮食引起，比如吃了特别油腻的东西后出现背痛，或者在饮酒后出现背痛，或者在饮酒后出现明显背部不适，应该选择到消化科就诊。

腰痛应该看哪科

引起腰痛的病因复杂，影响因素较多，与腰痛有关的疾病就有几十多种。曾有俗语称"病人腰痛，医生头痛"，这一点可以说明腰痛在诊断和治疗上的难度。

临床上绝大多数的腰痛是由于脊柱本身的疾病引起的，需要到骨科就诊。由脊柱疾病引起的腰痛既可以是腰背部软组织的问题，也可以是骨性结构或椎间盘的问题。如腰部外伤、运动、长期不良姿势、着凉等出现的腰痛；长期慢性腰痛，特别是在起床与卧床、蹲下与站起等改变体位时疼痛加重者；腰痛伴随腿痛者；伴有不能长期行走者（骑车可以），适合去骨科就诊。

除了由脊柱本身疾病引起的腰痛外，还有不少腰痛是由其他疾病所引起的。

常见的有消化系统、泌尿系统、神经系统及妇科疾病等。如有的年轻人无缘无故地出现腰痛，同时伴有乏力、尿少以及尿急、尿频等症状，骨科检查又没有发现异常，很可能是肾病的早期信号，应该到肾内科或泌尿外科进一步检查。女性自身的生理或病理特点也常常会引起腰痛，如经期前后、盆腔炎症、子宫后倾、子宫脱垂、生殖器肿瘤以及妊娠性腰痛等，这一类腰痛应到妇科去诊断和治疗，随着妇科疾病的治疗，腰痛也会好转。一些腰痛，特别是夜间与体位改变无关的疼痛加重者要排除骨的转移性肿瘤或多发骨髓瘤等的可能。

尿量异常应该看哪科

1.少尿、多尿，一般首诊肾内科。

2.多尿伴有明显头晕、呕吐、发热、颈硬，急诊神经外科。

3.多尿伴明显的多饮、多食、体重减轻，或疲乏无力、失眠、头痛，首诊内分泌科。

4.多尿伴夜尿、烦渴，首诊内分泌科。

便血应该看哪科

❶ **肛肠外科**　便后有鲜红色血，或排鲜红色血便，一般不伴剧烈腹痛的病人，应看肛肠外科。

❷ **普通外科**　便鲜血，伴剧烈腹痛甚至休克的病人，应看普通外科。

❸ **肠道门诊**　急性起病，排脓血样便的病人，应看肠道门诊。

❹ **消化内科**　排黑便、暗红色血便，或有慢性结肠炎史，经常排鲜红色血便的病人，应看消化内科。

❺ **血液科**　便血伴有全身出血倾向者，应去血液科进一步检查。

❻ **肾内科**　原有肾炎史，又出现血便者，应看肾内科。

❼ **传染科**　便血出现于发热之后，并有疫区生活史的病人，应看传染科。

看性病应到皮肤性病科

性病患者只有到正规医院的皮肤科（或皮肤性病科）就诊，才能得到及时、准确的诊断和正规、合理的治疗。

绝大部位性病都有皮肤或黏膜损害，如梅毒、尖锐湿疣、生殖器疱疹、软下疳、性病性淋巴肉芽肿等病都以皮肤或黏膜损害为主要临床表现。即使是淋病、非淋菌性尿道炎这两种以尿道炎为主要表现的性病，对于经常诊治性病的皮肤性病科医师来说也是驾轻就熟。

另外，皮肤黏膜疾病病种很多，损害变化多端，有些很容易与性病皮损相混。如发生在外生殖器部位的皮肤病就有很多种，只有具有丰富临床经验的皮肤性病科医师才能分清哪些是性病，哪些是其他皮肤病。

正因为绝大多数性病有皮肤损害，所以，现在医学院校均把性病学划归皮肤科讲授，合称为皮肤性病学。为使性病患者得到正确诊治，现在一些大城市已把皮肤科改称为皮肤性病科。

性病是一种社会性很强的传染性疾病，因此必须严格按照国家规定的性病诊断和治疗方案，在皮肤性病科治疗才是正确的选择。

看牙如何选医生

一般来说，年纪大一些的医生经验多一些，对于一些传统的治疗项目比较擅长，比如镶全口的假牙、活动假牙等；年轻的医生对新东西接受比较快，比如做牙齿美容、镶烤瓷牙等。男医生比较有力气，比较擅长拔牙和比较复杂的镶牙；女医生心细，擅长治疗牙病和比较常规的镶牙。当两个医生年纪差不多时，职称高、学历高的见识多些。

不管是去看牙还是去看病，首先要对自己负责，去之前带齐手头全部的与牙病有关的资料，比如片子、病历本。治疗过程中尽量去配合医生，千万不要认为"你是医生，你就应该什么都懂"。医生不是神仙，不向他详细描述疾病的过程和症状表现，医生也不容易做出准确诊断。

如何选择补牙材料

目前补牙的材料主要分为三种，银汞合金、玻璃离子充填材料、光固化复合树脂。

❶ **银汞合** 金银汞合金是以金属银和汞配其他少量金属的一种材料，其优点是耐磨性好，强度大，价格便宜，适合后牙充填；缺点是颜色差（银灰色），固化过程中有膨胀现象，容易导致牙齿劈裂，而且不环保，存在重金属污染环境的问题。

❷ **玻璃离子充填材料** 颜色较好，与牙齿有一定的黏结性，有利于保护牙髓组织，防止继发龋齿；缺点是耐磨性不好。

❸ **光固化复合树脂** 优点是美观，几乎能以假乱真，与牙

齿也有黏结性，耐磨性较好；缺点是价格比较贵。

患者在选择补牙材料时，主要应听取医生建议，根据牙齿具体情况选择合适的材料，同时要考虑经济条件。

拔牙最好选在下午

拔牙实际上也是一项手术，并非随时随地想拔就拔，必须注意"天时、地利、人和"。由于人体的痛觉反应上午较下午敏感，故拔牙应尽可能安排在下午，若必须在上午拔牙的患者，应保证早餐的质量，避免空腹拔牙，以免因紧张导致低血糖反应。拔牙前还需要有充沛的精力和体力，如刚熬完夜或长途旅行刚结束时、过度劳累后都应避免拔牙。拔牙是创伤手术，术后应注意休息，少说话，不要做剧烈运动或重体力劳动，不要吸烟、饮酒，以免加重疼痛和延长伤口的痊愈期。

拔牙后多长时间镶牙好

有一些人拔牙后，不几天就急着去装假牙，结果装上假牙后，常感到不合适，既不能咀嚼食物，又很疼痛。这是由于拔牙后伤口还未长平，牙槽骨还没有定型，牙槽支撑不了假牙的压力而形成的。但是，拔牙后装假牙的时间也不能过晚，因为伤口愈合后如不及时装上假牙，牙床会因缺乏咀嚼功能的刺激而逐渐萎缩变平，这样会给以后镶牙造成困难。那么，拔牙后多长时间装假牙好呢？这要看伤口的愈合情况来决定。一般来说，拔牙后2周左右，黏膜组织能将伤口盖严，再过一段时间，伤口才能形成比较平整的牙床。拔除前牙，由于伤口较小，恢复较快，

30～45 天牙床才能长平；拔除后牙，由于伤口比较大，恢复较慢，60～90 天伤口才能痊愈。所以，镶前牙应在拔牙后 1～2 个月进行，镶后牙应在拔牙后 2～3 个月进行。

哪些情况下不宜拔牙

处于急性炎症期，应暂缓拔牙。这是因为口腔颌面部的血管比较丰富，此时拔牙，病牙周围的细菌及毒素很容易随血液播散到身体其他部位去繁殖。

此外，有高血压、心脏病和糖尿病的患者，血压需控制在 180/100mmHg 以下，心功能在 1～2 级，近两年内无心绞痛或心肌梗死发作，血糖维持在 8.9mmol/L 以下，才能在心电监护下拔牙。否则，应先进行内科治疗，待症状缓解后再拔牙为好。有糖尿病、心脏病等疾病患者，拔牙后还需服用 3 天抗生素，以防拔牙后继发感染。

患者处于肝炎急性期、肝功能较差、肾衰竭和甲亢未经控制时，都不宜立即拔牙。

女性在月经期一般不宜拔牙，更不宜在孕期拔牙，尤其在孕期 3 个月内不可拔牙，否则易诱发流产。

中老年拔牙有禁忌

影响中老年人拔牙的疾病因素很多，现简单列举如下：

❶ **出血性疾病** 如血友病、白血病、血小板减少性紫癜、再生障碍性贫血等。

❷ **心脏病**　各类心脏病，凡已出现心力衰竭症状者都禁忌拔牙。

❸ **高血压**　取决于血压高低，有无自觉症状，血压是否稳定，患者的精神状态，病牙的局部情况，要结合全身情况综合考虑决定是否可以拔牙。

❹ **肝脏疾病**　如急性肝炎、肝功能不正常者应暂缓拔牙，以免拔牙后出血不止。

❺ **肾脏病**　肾衰竭或严重的肾脏疾病不应拔牙。

❻ **糖尿病**　血糖在 160mg/dL 以上，或有酸中毒表现者不应拔牙。

❼ **口腔恶性肿瘤**　在恶性肿瘤范围内的病牙，一般不应简单拔除，以防引起肿瘤的扩散。

❽ **急性炎症期**　急性炎症期最好不拔牙，但也不是绝对的，这应由医生来决定。

另外，拔牙不应在疲劳或饥饿情况下进行，因为病人在过度劳累或饥饿情况下对拔牙的耐受性都可能降低。

保管好牙科病历

人的一生中有两副牙齿，从乳牙期到替牙期再到恒牙期，时间长达几十年。也许你曾拔过牙齿，补过牙齿，治疗过病牙，或者矫治过牙齿，医师都会一一做出详细记录，如果能保存多年的牙科病历，将使新接诊的医生全面了解你的病史和治疗过程，以便更准确地做出诊断和采取最佳的治疗方案。这样可以省去许多不必要的检查，节省医疗费用。

长期低热需做哪些检查

体温（一般指口温）在 37.5 ～ 38.5℃、持续 4 周以上，称为长期低热。长期低热需做哪些检查，应视病因而定。一般常见以下几类：

❶ **结核病** 任何部位如肺、肠、腹膜、淋巴结、肾、关节、盆腔等的结核均可引起长期低热，尤其是肺外结核易被忽视。该类病人除需查血沉外，还应做结核菌素试验及其他相关检查，如肠镜、CT 等。

❷ **慢性肝病** 患者可表现为低热，而肝功能正常。此时可查乙肝"两对半"、乙肝脱氧核糖核酸、丙肝抗体、丙肝核糖核酸、肝脏 B 超等。

❸ **结缔组织病** 如不典型的风湿热、类风湿关节炎、系统性红斑狼疮等。该类病人可查血沉、抗链"O"、类风湿因黏蛋白等。

❹ **内分泌疾病** 如甲状腺功能亢进，可做甲状腺功能测定。

另外如恶性肿瘤、慢性局部病灶感染、巨细胞病毒感染等均可引起低热。

长期低热病人应及时向医生诉说主要的不适，并做相应的检查，明确病因后治疗。

听力功能检查有哪些

❶ **脑干诱发电位** 内耳听神经和皮层都有自发的电活动，如刺激这些部位，可产生不同的生物电反应，可检测听觉和脑

功能。

❷ **耳声发射**　是一种生理现象，产生于耳蜗，递传至中耳，经鼓膜传至外耳道的音频能量，可检测耳蜗功能。

❸ **多频稳态**　临床上有一种新型仪器，在安静的环境中对受检者可听到各个频率的声音强度自动描记，描记后的图线可反映患者的实际听力，可鉴别真聋与伪聋。

❹ **电反应测听**　适宜4岁以上儿童及成人。用听力计检查听力，声波出现后需要自己辨别是否听到，故临床上有时患儿出现反应不准确、反应不及时。

❺ **声阻抗**　是临床最常用的客观听力测试方法之一，外耳道压力变化产生鼓膜变化，对声能传导能力发生改变，利用这一特性能够记录鼓膜反射加外耳道的声能大小。可检测镫骨肌反射，用于听力障碍的确认和鼓室压的测定。

疑有胃病应做哪些检查

消化系统疾病是危及健康的常见病、多发病，尤其是胃病，包括胃炎、胃及十二指肠溃疡、胃癌，发病率甚高。因此，凡有上腹部不适，疑有胃病的，应及时到医院做下述检查：

❶ **胃镜检查**　通过胃镜可以清晰地观察食管、胃、十二指肠的黏膜情况，同时还可取黏膜组织作病理学检查及幽门螺杆菌的检测。它可指导临床是否采取抗幽门螺杆菌的治疗，还可在内镜下做胃息肉的摘除。胃镜检查对早期胃癌的诊断也十分有价值。有上消化道出血时，胃镜检查不仅能明确出血原因，而且可在内镜下止血。

❷ **X线检查**　有心血管系统疾病或年老体弱不能耐受胃镜检

查者，可做X线胃肠道检查，应用空气和钡剂进行胃肠道的双重对比检查，能发现胃溃疡及胃癌。

❸ **超声检查** 行B超或彩超检查可排除肝胆疾病，还可作超声内镜检查诊断胃肠道的肿瘤及肝胆结石，以便更有的放矢地诊治。

肝硬化患者何时该去医院

一般情况下，肝硬化病人多是在家中进行自我调养并遵医嘱服药治疗。如果出现病情波动或恶化的情况，就要及时就医，以免贻误治疗。那么出现什么情况要尽快到医院去呢？

❶ **三高** 患者出现高度疲乏，生活难以自理；高度的食欲不振，每天主食难以维持在200g以上；高度腹胀，夜间为重，引起坐卧不安、彻夜难眠、气短发憋等症状。这三种症状出现一种，并且经过休息、饮食调节等不能缓解的，说明肝脏功能出现恶化，要立刻就医。

❷ **一多一少** "多"就是下肢及颜面浮肿，腹围增加（出现腹水）。"少"就是尿量减少，如每天少于500mL，此时要马上去医院。

❸ **一高一低** "高"是体温升高，服用抗生素无法控制体温。"低"是肝脏解毒功能低下，其特征性表现为消失的黄疸再次出现，或者原先稳定的不明显黄疸突然加重，说明病情恶化，要及时就医。

❹ **出血及神志异常** 明显出血倾向是指以前没有出血表现，而现在有出血表现，或者出血表现比以前重，不仅齿龈和鼻腔出血，皮肤黏膜也出现出血点及瘀斑。柏油样大便、血便，或者突

然呃逆不止也是消化道出血的表现，此时情况更加严重，应马上去医院就诊。如出现兴奋多语、语无伦次、计算能力障碍、随处大小便等，说明患者有肝性脑病的发生，应马上去医院。

哪些白细胞减少需要治疗

白细胞减少并不一定都需要治疗，一要看减少的程度，二要看减少的原因。正常情况下，白细胞数每升（ $4 \sim 10$ ）× 10^9 个，通俗说就是每立方毫米 4000 ~ 10000 个，平均值则为 7000 个。如果介于 4000 ~ 7000 个，表示正常偏低，不需要治疗；如果低于 4000 个，就可诊断为白细胞减少症，但若仅仅是轻度减少或一过性减少，复查时未继续下降，或无症状及不适，患者不必紧张，也不需要治疗。有下列情况的患者需要采取干预措施。

1.白细胞数严重减少需要紧急治疗。白细胞是由粒细胞、淋巴细胞、单核细胞等组成的，一般所说的白细胞减少，主要是指粒细胞减少。

2.有原因可寻的白细胞减少应针对病因治疗。引起白细胞减少的原因一是药物，如服解热镇痛药、磺胺类药等，此时如白细胞减少过于明显，则应停药或换药；二是病毒感染（如流行性感冒等）或患有免疫系统疾病（如类风湿关节炎等），应积极治疗这些疾病。

3.同时有红细胞和（或）血小板减少时，需要进一步诊治。

临床上常用的可升高白细胞的药物有维生素 B_4、利血生、鲨肝醇、辅酶 A 等，患者可在医生指导下酌情选用。

此病患者应适当多吃以下食物：蜂王浆、羊骨髓、大枣、香菇、黄芪、牛羊肉。此外，白细胞减少症患者还宜选食羊肚、羊奶、乌鸡、海参、牛肚、阿胶、鸡肉、鸡蛋、白鳝、甲鱼、山药、银耳、燕窝、花生仁等。

哪些疾病理疗效果好

支气管炎、顽固性咳嗽、鼻窦炎、盆腔炎、脊髓炎、胆囊炎、前列腺炎、肩周炎、关节炎及其他慢性炎症，可用超短波治疗。

创伤感染、溃疡、疖、痈、睑腺炎、带状疱疹、丹毒、蜂窝组织炎、乳腺炎、淋巴结炎、褥疮、宫颈炎、肋软骨炎、甲沟炎、静脉炎、咽喉炎、扁桃腺炎、牙龈炎、冻伤、烧伤等可用紫外线或氦氖激光治疗。

软组织扭挫伤、血肿、腱鞘炎、网球肘、关节炎、足跟痛、骨折愈合期等，可用磁场疗法或二氧化碳激光散焦照射。

肌纤维组织炎、颈椎病、腰椎间盘突出、风湿或类风湿关节炎、肩周炎、坐骨神经痛、便秘、胃肠功能紊乱等，可用电脑中频治疗。

骨质增生，可用直流电中药离子导入疗法。

急性腰扭伤、踝关节扭伤，24 小时后可用二氧化碳激光散焦照射治疗。

各种神经痛、神经炎，可用干扰电疗法。

神经衰弱、失眠、高血压病，可用高压静电治疗或音乐疗法。

瘢痕疙瘩、术后肠粘连、注射后硬结，可用音频电疗法治疗。

做理疗的注意事项

1.理疗是利用微弱的外在物理因素引起人体的生理反应，通过这些反应影响人体的功能，消除病因，促进伤病的康复。故理疗须要在安静、清洁、无害的环境中进行，在这样的环境下才能充分发挥理疗的治疗作用。

2.理疗也同打针、吃药一样，应遵守时间。按时治疗不但可累积疗效，还可缩短疗程。若经常中断或不按时治疗，不但不累积疗效，而且还会使已有的疗效减退或丧失。

3.进行理疗时，病人要与医生合作，把局部和全身的感觉及时告诉医务人员，以利于取得良好疗效。

4.如病人体内装有心脏起搏器或其他金属异物（如血管上有金属夹，有金属关节等），应向医生说明，以便医生慎重选择理疗种类。

5.正在理疗的病人不应自作主张增加其他疗法，以免影响理疗效果，也不应擅自加大电流，以免造成机体损伤。一般在理疗前，工作人员均会告诉病人治疗时应有和不应有的感觉，以及需要注意和配合的问题，病人应严格地遵照执行。

6.进行理疗时，病人要配合医生，不要随便更换体位或阅读书报、说话、入睡（电睡眠除外），也不要接触物体或他人，不要搬动、触动治疗机及其他电器设备，不要自行调开关、旋钮，避免发生意外。

7.病人在接受紫外线治疗时，必须戴好防护眼罩，不能随便取下，以防紫外线损伤眼睛。

8.妇女月经期、妊娠期，或局部感觉迟钝的病人以及血液循环有障碍的病人，应及时告之医务人员，以便慎重选择理疗种类、部位和剂量。

9.病人在理疗时，如有不适的地方（如局部疼痛、头痛、头晕、心慌、过热等），应及时告诉医生。在接受理疗期间，要注意局部皮肤卫生，有痒感时，不可用手抓破。

10.在理疗后的一段时间里，要避免其他不利因素对理疗作用的影响。因为理疗结束后，其引起的生理反应仍存在，若无外加的不利因素这种反应会持续一段时间，延长其疗效。所以，理疗后应在治疗室休息 20 ～ 30 分钟，不要治疗一结束就急着往回走。

11.通常接受理疗至少需要一个疗程（3 ～ 10 次），每日或隔日一次，病人一定要坚持按计划、按疗程进行，不要做做停停，或半途而废，影响疗效。

带孩子看病六注意

❶ **诊前准备**　看病前，应该先给孩子做好思想工作，不能二话不说抱起就走。试想，孩子本来就不舒服，突然来到一个陌生的环境，见到一大群陌生甚至"可怕"的"白大褂"，自然格外焦虑。如果他大哭大闹起来，还会影响医生及时诊断。

❷ **陈述病情要准确**　比如"腹痛 1 小时"或"间断发烧 2 天"，而不是"从外婆家回来就肚子疼"。另外，不要向医生强调自己的臆测和想法。

❸ **主动叙述过敏史和疾病史**　在带孩子看病时，应主动告诉医生孩子过去的身体情况，医生在开药时就会尽量避免使用对这些疾病有影响的药物。如果孩子曾经有过对某种药物过敏的历史，更要主动对医生说清楚。

❹ **回答问诊具体** 比如医生询问孩子腹泻的次数，不能说"好几次"或"每次换尿布都有"。此外，能回答的就说，不能回答的，不要勉强，更不要臆测。

❺ **协助开药** 不同年龄孩子的用药量有所不同，医生开药时，要主动告知孩子的实际年龄和体重。

❻ **就诊完毕赶快走** 医院是患者集中的场所，也是疾病交叉感染的地方。孩子患病时，抵抗力更差，如果在医院长时间逗留，必然会增加感染其他疾病的概率。因此就诊完毕，家长应收好处方，尽快安静离开。

如果孩子患的是慢性病或在复诊时，为了使医生了解前几次病情、检查结果和用药情况，要尽量带齐病历本或底方，以供医生参考，这样做同时也可以避免重复检查。

带孩子看病怎样选科室

很多家长不管孩子得的是什么病，统统到儿内科就诊，这样往往会延迟就诊时间。所谓儿科，一般是指小儿内科，所以，不是说只要小孩就该挂儿科。有很多孩子的疾病，应该去其他科室就诊。比如：

❶ **外科** 孩子受了外伤，如扭伤、骨折、脱臼、皮肤破损等；身上出现了疮、痈、皮肤化脓性感染等；孩子头部受伤。

❷ **口腔科** 孩子受伤后掉了牙齿，牙龈红肿疼痛，牙齿上有黑洞，孩子乳牙退掉后长时间没长新牙，舌系带过短等。

❸ **耳鼻喉科** 孩子耳朵痛，声音嘶哑，想进行扁桃体摘除术等要去耳鼻喉科。

❹ **眼科** 任何眼睛的疾病都应该看眼科。

❺ **皮肤科** 很多孩子会有皮肤疾病，比如癣、反复发作不能控制的湿疹以及出皮疹但是并不发烧的情况，这些都应该看皮肤科。

妇科检查应注意什么

1.有阴道瘙痒症状者，去医院检查前2～3天不要自行上药，前1天不要冲洗阴道，以免影响诊断。

2.如果要进行手术，如上环、取环、输卵管通液、造影等，应在月经干净后3～7天进行，注意不要同房。

3.到医院就诊时要把既往就诊病历、化验检查单统统带来，以便进行参考。

4.阴道如有脱出组织要一并带来检查。

5.在月经期不要进行妇科检查、阴道上药及手术。

看妇科前该做什么准备

❶ 看清四种症状

月经延迟：如果只是发生一次，而且延迟时间不长（1周左右），咨询医生即可，因为神经过度紧张、过度疲劳、病毒感染、气候变化等都会引起暂时性卵巢机能障碍。如果没有明确原因的机能障碍周期性持续，一定要找医生诊治。

痛经：如果月经前的隐隐疼痛使你很不安的话，咨询一下医生，医生会给你开一些消除疼痛感觉的药物。如果你的小腹是另外一种持续剧烈疼痛的话，一定要找医生诊治，你要感受一下，是抽搐性的疼痛、酸痛、叮咬般疼痛，还是刀割般疼痛，是否传导到肛门，这是确定疼痛是否由妇科疾病引起的重要依据。

异常出血：如果你只是在两次月经之间的 1～2 天出现带血的分泌物，可以向医生咨询一下。但是，如果你经常出现流血，与月经周期无关，以及痛经、经血量大和时间过长（超过 7 天），必须看医生。

阴道分泌物异常：正常阴道分泌物无味，透明或者亮白色。如果分泌物很多，呈干酪状，并且带异味，就要看医生了。

❷ **做好三项准备** 一是淋浴更衣，但禁止阴道冲洗及上药，因临时用药可能会掩盖病情。二是排空膀胱，带上洁净内裤、毛巾、水杯、卫生纸等物品到医院。三是带着记载你月经周期的日历，以便于医生诊断。

❸ **选对两个时机** 一是选择月经结束后的 1 周内，因为此期间医生很容易弄清你的健康状况。二是应该每半年去妇科医生那里进行例行检查，正是在这样的周期内，在专家仔细检查下才能发现那些隐藏的、毫无症状的女性疾病。

看妇科病应择日就诊

有些妇科门诊小手术（例如放环术、取环术），放在月经干净后 3～7 天内做。其原因是这类手术都在宫内操作，如果过早操作，因月经刚净，子宫内膜创面尚未开始修复，宫腔内还残留血液，就容易导致发生细菌感染；而过晚操作，会因子宫内膜增生、肥厚而引起术后阴道出血增多且出血时间延长，甚至还会和下一次的月经周期相混淆。又譬如，对不孕症妇女，要检查输卵管是否通畅时，需要做输卵管通液试验。如果过早做此检查，便有可能使损伤的子宫内膜随液体流入腹腔，造成子宫内膜异位症，反而造成不孕。另外，子宫颈手术、子宫卵巢切除术等，也要求经净后 3 ～ 7 天内做。因为此时盆腔充血已经消退，血管收缩和凝血功能均恢复正常，有利于减少手术渗血和术后大出血。

诊断性刮宫，要选择月经来潮前夕或来潮后第一天做。因为此时的子宫内膜标本，有助于判断是否有排卵，黄体功能是否健全。

六类妇科病宜看中医

许多女性出现了妇科病症状以后，不知是应该选择中医还是西医进行治疗，常常是在犹犹豫豫中耽误了病情，错过了最佳治疗时机。

其实，中医治疗妇科病，主要针对人体内部的机能紊乱、气滞血瘀，通过理气活血，从寒、热、虚、实四个方面进行治疗。有六类妇科病比较适合看中医。

❶ 月经不调 月经不调的主要症状是经期提前或延迟、月经出血量过多或过少等异常状况连续出现。中医治疗月经不调主要是以月经周期和出血的改变为主，结合月经的颜色、质地及全身症状，从寒、热、虚、实四个方面进行综合性的调理。同时，中医针灸治疗痛经以通调气血为主，临床效果非常明显。

❷ 慢性盆腔炎 通常表现为下腹隐隐作痛，有坠胀感，腰背酸痛，月经期加剧，经量增多，经期延长等。一般的消炎镇痛药只能缓解一时的疼痛，并不能彻底治愈，采用中医治疗能收到更好的效果。

❸ 子宫脱垂 子宫脱垂指子宫从正常位置沿阴道下降到坐骨水平以下，甚至脱出阴道口，中医称为"阴挺""阴脱"。该病在重体力劳动者和中老年妇女中比较多见。在临床治疗中，中药

配合针灸治疗子宫脱垂更有优势。

❹ **习惯性流产**　中医认为，习惯性流产连续 3 次以上，多是由肾气虚衰、气血不调等因素造成的，治疗采用补肾益气的方法，收效不错。

❺ **功能性子宫出血**　功能性子宫出血也称"崩漏"，中医认为该病多是由脾肾气虚、血热妄行、气滞血瘀等原因造成。中医以"初用止血以塞其流，中用清热凉血以澄其源，末用补血以还其旧"为三大治疗原则法，即清热凉血、止血补血的治疗原则，对病人身体的康复及其机体的调理有明显的效果。

❻ **更年期综合征**　西医治疗此病往往收效欠佳，而中医用辨证论治的方法，急则治其标，缓则治其本，对证下药，常常收到满意的效果。

哪些病应看小儿妇科

❶ **婴幼儿外阴炎**　常见于 5 岁以下幼女，多与阴道炎并存，称婴幼儿外阴阴道炎，是小儿妇科最常见疾病，由于婴幼儿语言表达能力差，易被误诊、漏诊。其病因是婴幼儿雌激素水平低，外阴黏膜屏障功能较差，易受污染；当卫生习惯不良，外阴不洁，大小便污染，外阴损伤或蛲虫感染时，均可引起炎症。临床表现为外阴皮肤潮红，阴道分泌物增多，呈脓性。

❷ **新生儿阴道出血**　又称假月经。约有 45% 的新生女婴在出生后六七天，可见少量月经样阴道出血，一般持续 4～8 天自然停止，常伴有轻度乳房肿胀充血现象。这是一种生理现象，只要出血量不多，时间不长，一般无需其他特殊处理。其原因大多是由于孕妇妊娠后期雌激素进入胎儿体内，婴儿出生后雌激素突

然中断，形成类似月经样的出血。需要注意的是，如果新生儿阴道流血量过多，则应去医院诊治。

❸ 阴道异物　这种现象多见于幼女，如有的女孩穿开裆裤，随地乱坐玩耍，异物进入阴道后导致机械性损伤，引起炎症，从而使阴道分泌物增多，呈脓性或带血性，伴有恶臭。如发现这种情况，应立即去医院治疗处理。同时提醒家长，最好不给幼女穿开裆裤，保护好下身，此外还要注意卫生。

❹ 性早熟　如 10 岁以前儿童出现月经样周期性阴道出血，并伴有乳房增大、外阴发育、阴毛和腋毛生长等，则要提防性早熟。近年来的调查资料显示，儿童性早熟多是因过早、超量服用滋补品所致，对这类孩子，家长只要加强监管指导即可。但有极少数幼儿性早熟是由丘脑下部、卵巢、肾上腺皮质等部位的病变引起，要提高警惕，最好去医院诊断。

❺ 生殖道赘生物　婴幼儿中，阴道及子宫颈肿瘤虽很少见，但其恶性程度高、发展快，如不能尽早发现，及时治疗，对发育和日后的生活都会留下隐患。若发现裤子上有血迹、尿频、尿痛或阴道口有小瘤状物等情况，家长要重视，及时带孩子去医院检查。

❻ 处女膜闭锁　发病率为 0.3%，为少女常见畸形，多数在青春期前因阴道积液形成肿块，阻塞生殖道，一般在就医时被发觉。

❼ 其他　两性畸形、外阴硬化萎缩性苔藓和月经不调等也是小儿妇科的范畴。

女孩13岁就应看妇科

"女性第一次去看妇产科的时间应提早到 13 ～ 15 岁，并一直持续到 21 岁左右。"这是美国青少年健康委员会在妇产科医学会议中提出的一项建议。

专家指出，从全球少女的怀孕率便可以看出，许多少女对性知识了解并不多。有数据显示，85% 的女性在少女时期就有强烈的性欲，而个别女性在 16 ～ 17 岁就已有过性行为，但她们却很难和别人讨论性，而且许多医生也不太愿意和少女的父母讨论有关性的话题，因此让少女和妇科医生直接接触便显得格外重要。

据了解，这种就诊并不包括真正的身体或盆腔检查，主要是让少女了解生育健康知识。除此之外，医生还可和她们谈论许多其他信息，比如，青春期发育、月经、性欲、安全性行为、性病、例行性身体健康检查、避孕方法、情绪变化、性虐待等。这种就诊经验不但能让少女有能力注意和评估自身的状况，还能因此建立起她们和医生间相互信赖的医患关系。

出现哪些情况少女要看妇科

少女既然是女性，就有可能会得妇科疾病。少女出现以下情况，就应到妇科就诊：

1.8 岁前出现阴道流血，常常是性早熟的表现，还可能是阴道异物，如发夹、别针等进入阴道，引起损伤出血。此外，还可能因阴道内肿瘤所致。

2.18 岁尚未月经初潮称为原发性闭经，可因性腺发育不良所致，也可能是生殖道闭锁引起的假性闭经，部分患者也可能是生殖器官结核引起。

3.月经初潮后，闭经长达半年及以上，或月经规律后又发生闭经，称为继发性闭经。少女的继发性闭经以多囊卵巢综合征、闭经-泌乳综合征多见，应及时诊治，因为闭经时间过长，有可能引起子宫等生殖器官萎缩。

4.月经过多、周期紊乱多见于少女的无排卵型功能性子宫出血，由于月经过多，常常导致继发性贫血，严重影响少女的体格发育；出血时间过长，还易引起生殖道上行性感染。少女月经过少，应警惕子宫内膜结核的可能。

5.少女严重的痛经，时间较长，应小心病理性痛经，如子宫内膜异位症等，应及时诊治，诊治过迟可因病变加重而增加治疗的难度，影响治疗的效果。

6.外阴瘙痒，白带过多，有臭味，或呈脓性，或豆腐渣状，少女一旦出现这些症状，即意味着已经患有阴道炎，应及时诊治。

7.少女下腹部的包块，大多为盆腹腔内的肿瘤，常见的有卵巢畸胎瘤，其次是卵巢无性细胞瘤及内胚窦瘤，后两种均为卵巢恶性肿瘤，应该及时就诊。

8.乳房发育差或基本未发育的原因大多与卵巢发育不全、雌激素分泌不足有关，也可能雌激素分泌正常，而与乳房组织内的雌激素受体过少，雌激素难以发挥其生理作用有关。应搞清病因，对因治疗，才会有效。

9.外阴部新生物可能是肿瘤，也可能是人乳头瘤病毒感染引起的外阴尖锐湿疣，都应尽早诊治。

10.外阴部外伤是少女较常见的意外伤害，一旦发生要及时诊治，否则会造成失血过多或继发感染，给以后的治疗增加困难。

到妇科就诊应注意些什么

在妇科门诊，常常有人由于种种原因而不能顺利就诊，造成无功而返，甚至影响疾病的确诊或治疗等情况。那么，应注意些什么问题，才能顺利就诊呢？

❶ **准备要充分** 须做好物质和思想双重准备，重症患者要有家属陪护，资金准备充足，现金要妥善保管。到医院前，应避免性生活，淋浴更衣（但禁止阴道冲洗及上药），并带上洁净内裤、毛巾、水杯、卫生纸等物品，出血患者不宜化妆。将病历本和各种辅助诊断报告单、证明书带全。

❷ **看病时记准时间** 去医院时，要回忆一下自己的病情并简单归纳，向医生陈述时要准确，比如月经初潮、末次分娩、末次月经、上环、出血、绝经、曾做手术的具体时间。想就医于哪位专家要事先了解情况，以免扑空。

❸ **就诊要细心** 向医生陈述病情要客观、真实、准确，力求简明扼要，尤其未婚先孕和性病患者，有出血者要讲清出血量、时间、颜色、形态，并应保留阴道分泌物，供医生参考或病理学检查。若有药物过敏史要说明，对医生的叮嘱要用心记。记清如何用药，记住医院的热线电话，以便急需时联系。

❹ **选择就诊时间** 预约妇科医生前要小心选择日子，最好是行经之前数天或两星期后（因为来经时经血也会影响检验过程），以确保不使以上因素影响检验结果。

❺ 检查前注意事项

※ 阴道不要灌洗，因为灌洗会把一些可能通过检查才能检验到的潜在癌细胞冲洗掉。灌洗最佳时间是检查前三天，不过大部分医生都不赞成冲洗，因此举会冲去一些可预防感染的有益菌。

※ 性交时要使用安全套，不然精液会影响所取样本，覆盖不正常的细胞。

※ 不要使用阴道药物（如治疗阴道感染的药剂）、润滑剂或杀精膏，因为这类药物会影响样本，覆盖不正常的细胞。此外，在进行阴道及盆腔检查时，也会令医生无法看清内腔情况。

老年人初诊最好先到老年病科

老年人由于年龄关系，常常同时患有心血管、泌尿、内分泌、神经精神等多方面的疾病，如果分科看病，就可能存在头痛医头、脚痛医脚的现象。要解决这个问题，建议老年人初诊最好先到老年科。这是由以下几个方面决定的：

❶ **老年人的生理特点** 随着老年人的年龄增长，机体出现一系列衰退性的变化，故老年人需要安全、饮食、运动、自我保健全方位的健康知识，而专业人员是老年人得到全方位健康知识的重要途径。

❷ **老年人的心理特点** 老年人精神活动能力减弱，如记忆力下降、孤独、抑郁、多疑、情绪不稳定、脾气暴躁等。这时专业人员的耐心、热心和良好的沟通技巧是有效加强情感沟通的桥梁。

❸ **老年人患病的特点**

※ 发病缓慢、临床表现不典型。由于老年人感受性的降低，往往疾病已经较为严重，却无明显的自觉症状或临床表现。训练有素的专业人员善于观察老年人的病情变化，可以准确评估老年人的健康状况，为及早诊断提供依据，避免延误诊治。

※ 多种疾病同时存在。约有 70% 的老年人同时患有两种或两种以上疾病，故治疗老年病要综合考虑影响老年人健康转归的各种因素，制订全面的治疗护理计划。

※ 病程长、恢复慢、并发症多。老年病人免疫力低，抗病与修复能力差，致病程长、恢复慢，而经验丰富的老年病科专业人员会特别注意观察病情，制订切实可行的治疗护理目标，协助老人树立战胜疾病的信心。

总之，老年病科是专门针对老年人的特点而设置的，所以老年人看病应该先选择老年科，以保证得到及时、全面的综合治疗和优质的护理服务。

老人何时看急诊

老年人身体出现不适时，应及时就医。一般来说，凡出现下列情况，应去医院看急诊。

❶ **高热**　突然发高烧，体温在 39℃ 以上，常表示病人已有病毒或细菌性感染，尤其是伴有神志改变、呕吐或呼吸困难者，应及时送医院治疗。

❷ **频繁心绞痛发作**　以往无心绞痛病史而突然频繁发作心绞痛，或原有心绞痛史现频度增加或突然程度加重，并有出冷汗、面色苍白、恶心、呕吐等症状时，要想到心肌梗死的可能，

应争分夺秒，尽可能平静、快速地把病人送去医院急诊。如病情危重，应立即打电话请急救中心或医院派医生来现场抢救，待病情稳定后再送医院继续治疗。

❸ **中风先兆**　不论原来是否患有高血压病，如果突然出现一过性说话困难、视力模糊、眩晕或站立无力、嘴角歪斜、流口水，是暂时性脑缺血的表现，病人可能发展成脑血栓或脑出血，应尽快送附近医院急诊，运送途中要尽量避免颠簸，病人头偏向一侧，以防呕吐物被吸入气管引起吸入性肺炎或窒息。

❹ **大量出血**　如发现有大量咯血、呕血或便血时，应急送医院。

❺ **急性腹痛**　如腹痛较剧烈，持续时间较长，腹部较硬并有压痛，或伴有发烧、恶心、呕吐等症状时，常为急性阑尾炎、胃及十二指肠溃疡穿孔、腹膜炎、肠梗阻等急腹症引起，且老年人急腹症并发症多，病情凶险，应急诊入院治疗。

❻ **急性心衰**　患有心脏病者，突然（左心衰竭者常发生于夜间入睡后）出现心慌、气短、不能平卧、吐粉红色泡沫样痰、嘴唇及手指末端发紫，应尽快送医院抢救。

❼ **外伤骨折**　老年人由于骨质比较疏松，所以跌倒时常可导致股骨颈骨折、胸腰椎骨折等，如以手撑地则易发生桡骨远端骨折。故老人跌倒后若出现髋部、腰部、手腕部明显疼痛、局部肿胀、肢体变形时，应高度怀疑骨折而急送医院治疗。

中老年人看病的四大误区

误区一：点药，疏于检查　很多中老年患者去医院，总是不愿意配合医生做必要的检查，自己点药。专家介绍，这类患者约占到门诊量的 30％，多为中老年的慢性病患者，他们自认为久病成医，当医生提出根据病情需做必要的检查时，他们常常觉得没有必要。有些高血压患者甚至连测血压也认为多余，以至于不能将血压控制满意。

误区二：盲目定论，一味跟着广告走 有些中老年人略懂一点医学知识，就盲目地给自己下定论，还喜欢跟着广告走。他们平时比较注重收集信息，往往会因突然发现自己身体某部位有了异常而整日不思茶饭；还有的竟然把药品广告中的适应证硬往自己身上套，一味跟着广告走，千方百计要求医生多用所谓的"好药""贵药""新药"；更有甚者，一种药还没用完一个疗程，就要求医生另换新药。专家特别提示：现在一些药品广告迎合病人的心理需求，夸大疗效和适应证，患者盲目跟风，主动要求医生换药，反而会影响治疗。

误区三：害怕吃药，过分依赖保健品 应当明白，保健品只能对治疗起辅助作用，况且有的保健品还是"食"字号。但某些患者已确诊患有某种疾病，却不遵医嘱，不接受已患某病的现实状况，过分依赖和滥用保健品。专家说，有的患者甚至在初诊中已发现疑问，却视复查如儿戏，轻信保健品宣传广告的夸大之辞，认为吃保健品比吃药好，结果小疾酿成大病。

误区四：习惯看医生，疑病倾向严重 还有些老人有一点不舒服就看医生，怀疑自己有病，医生如果告诉他没病，他会生气，认为医生对他不重视，有严重的疑病倾向，这类人约占内科门诊病人的 10％。专家认为，这些患者可能存在心理问题，往往因为对检查结果不满意，就开始频繁往返医院，劳心劳力，费时耗财。建议他们不妨去看看心理医生，恢复良好的心态。

哪些男性应做男科检查

以下 10 种情况的男士，要及早进行男科检查，以免贻误治病时机。

1.性功能减退。

2.尿道异常感觉：如尿频、尿急、尿痛、尿不尽、尿滴白、尿道口黏液流出、流脓等。

3.局部疼痛感：如下腹部隐隐坠痛、会阴部时时胀痛、腰酸腿软等。

4.全身状况不佳：如周身无力、记忆力减退、头晕眼花耳鸣、工作效率明显下降等。

5.包皮过长、包茎、隐睾、重度精索静脉曲张等。

6.男性不育：如无精子症、少精子症、精子成活率低、精液液化不良等。

7.阴囊、龟头包皮瘙痒、潮湿等，提示局部念珠菌感染甚至糖尿病。

8.男性乳腺增生、结节且伴有疼痛者，提示乳腺异常增生、男性乳腺恶性病变。

9.已被确诊患有男性疾病及性传播疾病者，应定期复查，彻底治愈，以免传染给配偶甚至胎儿。

10.配偶已检出有妇科炎症或性传播疾病者。

男科门诊不等于性病门诊

许多男性对新开设的男科门诊并不了解，误以为就是性病门诊。此外，也有一些男性受传统思想观念影响，觉得生殖系统疾病是不光彩的事，讳疾忌医。

相对于妇科而言，男科学是起步较晚的一门边缘学科，主要涉及三大领域：性生理和性心理疾病、生育与计划生育以及男性生殖系统疾病，包括性功能障碍、男性不育症、男性生殖器疾病、男性性传播疾病等。而人们所说的性病，也就是男性性传播疾病，仅是男科疾病中的一个分支。

一些患者缺乏必要的医疗保健知识，患了男科疾病不知道该去哪里求医问药，就跟着广告走，结果白白花了冤枉钱，反而病情加重，甚至留下终身遗憾。

男科到底治什么病

男科学研究的内容包括男性生殖器官疾病、男性性功能障碍、男性更年期、男性生育及其调节、男性不育症、性传播疾病及与男性生殖健康相关的疾病。具体有以下几方面：

婴幼儿男性性腺和性器官发育异常。

青春期男性性器官和功能发育迟延。

性功能障碍，包括性欲障碍、勃起功能障碍、射精障碍、性高潮障碍、异常勃起。

男性生殖功能障碍，如男性不育症、精索静脉曲张、生殖道感染、输精管道阻塞。

男子节育与避孕。

中老年男子生殖健康和老年男子性腺机能减退症的激素替代疗法。

生殖器官常见疾病，包括急慢性前列腺疾病、精囊疾病、睾丸附睾输精管疾病、阴茎疾病（如阴茎硬结症）、阴茎发育障碍等。

性传播性疾病。

生殖器官免疫及遗传性疾病。

外生殖器官畸形与矫形。

性医学知识普及和性医学教育。

生殖医学健康检查。

哪些人不能"打的"去医院

❶ **心脑血管病人** 这类病人应尽量减少搬动，采取原地救治的方法，待病情相对稳定后才能转送医院。

❷ **急性心肌梗死病人** 急性心肌梗死发生后由于心肌电活动极度不稳定，因此非常容易发生心律失常，其中以心室纤颤最凶险，可造成病人在短时间内死亡。据临床观察，近半数的心梗患者常在到达医院之前发生意外。

❸ **骨折病人** 对此类伤者必须采取止血与固定，维持伤者的特定体位，减少病人的疼痛和不必要的再损伤。

❹ **传染病人** 此类病人发病期传播迅猛，尤其是"非典"患者，乘坐出租车会对他人产生交叉感染，所以应该通过专用急救车辆送医院。

❺ **烧伤病人** 对烧伤患者一要保护伤面，防止感染，二要抗菌止痛。因此，必须通过专业医护人员应急处理，而后再转入医院治疗。

❻ **脊柱创伤病人** 对脊柱受伤者的正确搬运是处理病人的关键。若乘空间狭小的出租车，对伤者伤势恢复很不利，甚至可

能造成终生残疾。

哪些伤口应马上就医

❶ 伤口出血较多或较急 若伤口血流如注，按住伤口5分钟之后伤口还继续流血，可能伤及动脉，一定要压住伤口立即就医。

❷ 伤情严重 伤口很大、很宽、深时，可能需要缝合。

❸ 病情复杂 被钉子、铁片等金属扎伤，或是被玻璃等尖锐物刺伤，或是伤口留有碎片，一定要就医。

❹ 咬伤 被动物或人咬伤时，一定要就医。

❺ 伤口感染 伤口发炎、红肿、疼痛的状况越来越严重，伤口分泌物增多，而且颜色变深，散发异味时，表示伤口已有感染现象，一定要就医。

此外，糖尿病患者遇有外伤时一定要就医。对于一般人来说只是一些微不足道的小伤口，但是对糖尿病患者来说都可能酿成慢性皮肤炎症，因为血糖控制不好的患者，抵抗力较差，容易受到细菌及真菌感染，又因血管病变使末梢循环不良，使皮肤伤口不易愈合。

处理伤口的错误观念

❶ 多涂药水 以往伤口处理常用双氧水、碘酒等，如今认为这些消毒药水会破坏肉芽组织，减少白细胞活性。污染的伤口，开始处理时用消毒药水是必要的，但使用后要马上用生理盐水冲洗干净。

❷ **必须用抗生素**　除非感染已发生或伤口有污染不洁时需用抗生素，一般情况下不需用。即使局部用抗生素药膏，也会影响伤口愈合。

❸ **伤口包扎严密**　伤口愈合，必须有"氧"，氧是形成胶原蛋白所必需的元素，同时包扎太紧也会影响血液循环。

❹ **伤口必须每天换药**　伤口只要保持清洁，不需每天换药，因为换药太勤反而会使伤口易受污染。

伤口缝合后该注意啥

❶ **应防止感染**　遵医嘱定时服用消炎药品，保持伤口周围皮肤的清洁、干燥，以防伤口感染化脓。如果伤口处发痒，只需隔着纱布轻按几下就能止痒。切勿隔着纱布或揭开纱布乱抓乱搔，以免引起伤口破损和出血。

❷ **要防伤口裂开**　伤口部位的活动不可过度，以免导致伤口的崩裂，影响愈合。若伤口在上肢，缝合后应将患肢悬吊在胸前；若伤口在下肢应尽量减少行走，更不宜奔跑，多卧床休息并且抬高患肢。拆线后的伤口仍需放置3～5天敷料，以保证伤口新生，避免外来刺激。

❸ **不必过勤换药**　不少伤者认为伤口换药的次数越勤越好，上的药物越多越好。其实，在一般情况下，伤口每隔3天换一次药最好。如果是缝合的伤口，只要没有发生感染化脓的情况，一般等到拆线时再换药就行了。但如发现伤口有感染情况就应该每日去脓换药，促使伤口早日愈合。

如何识读医生的处方

医生处方的内容常包括以下几项：

1.处方上端医生需填写好患者姓名、年龄（儿科患者必须写明实足岁月）、性别、处方日期、就诊诊室或住院科室、病案号。

2.处方正文，医生需清楚书写药品的名称、剂型（如片剂、粉剂、胶囊、注射剂或软膏等）、规格、数量、药物用法。医生每开列药品一般占用两行，以药名、规格、数量为一行，用法为另一行。用法包括每次用药剂量、每日用药次数和给药途径（如皮下注射、肌肉注射、静脉注射、口服、外用等）。用药次数通常以分子式书写，如每日 3 次写作 3/ 日，或用拉丁文简写。

现将处方上剂量和用法的简写外文含义介绍如下：g——克；mg——毫克，μg——微克，mL——毫升，u——单位，qd——每日 1 次，bid——每日 2 次，tid——每日 3 次，qid——每日 4 次，qod——隔日 1 次，q2h——每 2 小时 1 次，q8h——每 8 小时 1 次，qn——每晚睡前 1 次。皮下——皮下注射，肌注——肌肉注射，静注——静脉注静，静滴——静脉滴注（即打点滴）。

3.药物排列一般依主药、辅药的次序排列。

4.处方下端医生需签全名，方可生效。

5.急症用药，医生在处方右上角注明"急"字，可要求药房优先调配。

病人识读好医生处方，可以更好地配合治疗。

网上看病须慎重

网络门诊受欢迎的原因，大多是人们认为它方便、省钱。专家认为，医学是非常特殊、复杂的学科，完整的操作流程应包括诊断、治疗和调护。无论是中医还是西医，都需要望、闻、问、切，单凭网上互相发送资料就能给出治疗方案，这只能说明医生的不负责任。网上看病违反了医学常规，医生判断患者的病情，除了需要望、闻、问、切外，有时还要借助 B 超、心电图等辅助手段，所以任何网络咨询都不应该涉及疑难杂症和关乎生命安全的重大医学问题，而是应该提供一些保健服务类常识、信息及其解释。

另外，每个人的体质不同，相同的治疗方案可能会产生不同的效果，只根据网络上的咨询情况简单地下结论进行治疗，对于患者来说非常危险。因此，患者在网上了解疾病的常识后，应尽早去医院就诊，以免耽误治病的最好时机。

看病之前先选衣服

❶ **宽松衣服穿脱容易**　看病时应当穿什么样的衣服呢？在医院看病时需要上下检查床，露出需要检查的部位，接受特定的检查，所以病号服有个共同的特点，那就是肥大、宽松，容易穿脱，便于检查。因此，当我们去门诊看病时，也应该穿这样的衣服，总的来说就是容易穿脱的宽松衣服。

到医院看病时，需要楼上楼下往来奔波，因此应选择一双舒适的平跟鞋，最好容易穿脱。

❷ **特殊检查部位对衣服的要求**　女性患者去产科、乳腺科，或接受心电图检查时，最好不要穿连衣裙，否则需要把整个裙子提到胸部以上，患者几乎全身暴露，非常尴尬，因此最好穿分身的上下装。当需要做外科的肛门检查或妇科的盆腔检查时，下身衣服也应宽松点，方便穿脱。需要特别提出醒的是，夏天很多女性喜欢穿连裤袜，接受妇科检查时，穿脱很不方便，还会耽误看病时间。

心血管病人和看胸部疾病的患者，上身衣着应宽松，便于医生听诊。尤其是冬天，里面最好穿宽松、柔软的毛衣，不宜过厚。需要量血压、抽血做化验的患者，上衣袖子和袖口不宜过紧，否则量出来的血压会偏高，抽血的部位不容易止血等。

❸ **特殊检查仪器对衣服的要求**　接受特殊仪器检查时，对衣服也有相应的要求。例如，做心电图检查时，别穿化纤类的内衣，以免因静电干扰影响检查结果。

在胸透和拍 X 光片时，别穿带钢圈的内衣，不要将硬币、钢笔、打火机等物品放在衬衣口袋，以免给诊断造成干扰。

核磁共振检查时，不能穿戴任何带有金属的衣服。

看病不要戴首饰

女士身上的耳环、戒指、项链、发针等，给医学诊断，尤其是影像学诊断带来了不少干扰和麻烦。

在影像学检查中，哪怕是假发、发髻，有时在片子上都会产生高密度阴影，形如肿瘤，更不用说毛线衣上的装饰物、胸罩的金属托、项链、耳环、脚链、指环等。如果说这些时髦玩意儿在 X 线摄片、CT 检查中或许只是影响诊断的正确性，那么在磁共振等其他检查中，它们的危害就不仅仅是这些了。

　　在磁共振检查中，金属类装饰物不但会影响图像质量，而且由于金属在电磁感应下产生过多的热量，时间一长会灼伤皮肤。磁性物体在靠近磁铁时，受到磁场的吸引获得足够的速度，会向磁铁方向运动。所以，如果是嵌入体内的金属饰物，如耳环、耳钉，会被毫不留情地从体内硬拉出来，让人血肉模糊。有时甚至会出现"导弹效应"，头针、耳钉等小饰物像导弹一样以极快的速度飞出，对病人和工作人员都可能造成灾难性的伤害。

　　因此，喜欢用首饰打扮的女士们，看病时暂且放弃精心的装扮，当医生要你去除身上的装饰物时，千万不要不耐烦。

看病要改掉的坏习惯

　　❶ **看病不带病历手册**　有的患者看病不带以往病历手册，每次就诊都购买新病历本，这不仅增加了经济负担，更重要的是导致病情记录不连贯，医生诊疗时无法进行前后对比，影响最佳治疗方案的制定和实施。对于有多种疾病的人就会出现更多麻烦，医生询问有什么基础病，现在用什么药物治疗，一问三不知，给诊断和选择用药带来一定麻烦，甚至可能出现因为同时服用同类药物产生严重不良反应。

　　❷ **有病着急乱投医**　一般情况下，疾病的发生、发展都有一定的过程，像病毒性感冒引起的发烧，有可能持续 3～5 天，甚至更长。任何药物治疗都需要一个过程。患病后，无论患者还是家人，总是希望药到病除，病人吃一次药后，如果效果不明显，便马上换医生，换医院。殊不知，倘若一天跑几家医院，不仅休息、护理都谈不上，而且在路上、医院里还存在感染以及患上其

他疾病的可能。

❸ **不信任医生**　有的患者出于谨慎和对健康过度关心的考虑,每当有病时,就会跑了这家医院再到那家医院,看完中医看西医,看完这科看那科,或者拿甲医生的话向乙医生、丙医生甚至丁医生"求证",而且故意不带病历等资料,然后看看医生们说的是否一致,对每位医生的诊断治疗方案都持怀疑态度。实际上这样做,不仅容易延误治疗,也容易误导医生而导致诊断错误。在此,提醒广大患者,应在充分信任、沟通的基础上,尊重医学科学和医生的诊疗建议。

应该消除的不良求医心理

患者希望医生能尽快确诊,对症下药,妙手回春,这是很正常的心理。然而,有的病人存在着种种不良心理行为,造成医生诊治上的困难。以下表现尤为突出:

❶ **急于求好心理**　常有病人求愈心切,当服过两天药后,不见病情好转,便怀疑药效,猜疑医道,不是随意加大药量,加服改服药物,就是更换多个医院和医生治疗,恨不得药到病除,立即见效。这是缺乏医学常识,不懂疾病的转归知识,急于求好求愈的心理反映。这样反复就医,不仅造成药物浪费,影响疗效,而且增加药物的副作用,有时还耽误治疗时间,加重病情。

❷ **过于爱美心理**　一些女性身体不适,看病前先在家中精心打扮一番,面搽厚粉,唇涂红膏,指甲上油彩,到医院检查身体时,苍白的面色、紫绀的口唇难以辨认,结果遮盖了"庐山真面目",徒增确诊难度。

❸ **过分羞耻心理**　害羞是女性特点,对乳房、生殖器疾病

守口如瓶，宁受病痛折磨，也不愿对医生启口或做检查，结果耽误了乳房癌、性病的早期诊断，直到病情恶化了才不得不请医生过目，其结果必然是小恙酿成顽疾，危及生命。

❹ **忧郁紧张心理**　患者就诊时，总是担心自己患了不治之症，当医生询问检查时，则立即面红耳赤，心跳加快，呼吸紧迫，血压上升，肌肉挛缩等。显而易见，这种突如其来的表现，将给医生的诊治带来不少麻烦。

❺ **手术恐惧心理**　某些需要手术的病人，心里总少不了个"怕"字，怕痛，怕损伤身体致残，怕留下后遗症等，以至谈"刀"色变，总想让医生"和平"解决。其实，对某些疾病来说，如急性阑尾炎、胃肠穿孔、癌症等，手术是最佳治疗手段，应相信医生会持慎重态度，权衡利弊，为患者考虑。

❻ **依赖药物心理**　患者用药治病中，总认为某种药物确是有效，如头痛散、安眠药，当身体稍有不适，非吃此药不可，久而久之，发展到每天必吃不可，才感到全身轻松自在。殊不知，这样过分依赖药物将导致成瘾病态。

这些就诊心理影响疗效

到医院就诊时，对自己的病和医生一定有一些想法，这些想法就叫做就诊心理。影响治疗效果的就诊心理常见的有：

❶ **想象诊断**　病人就诊时，已经对自己的病作了自我诊断，他们抱着可能患有某种疾病的想法，有时还综合其他种种症状，自己臆造病情，同时也往往臆造与之吻合的症状，这就容易干扰医生甚至造成误诊。

❷ **忽视疾病**　有的病人认为病情较轻，自己体质又好，就诊

时常抱无所谓的态度，好像办一件无关紧要的事情一样，注意力不集中，叙述病情很简单，甚至不按医嘱服药。这会延误时机，影响治疗。

❸ **挑剔心理**　就诊时，有人喜欢用挑剔的目光打量医生，暗自对医生进行评价，然后再决定找哪位医生就诊，尤其是看中医时，总喜欢找老医生。但是事实上，医生的态度或技术不完全是由年龄或相貌来决定的。

❹ **定向心理**　有的人对某个医生非常佩服和崇拜，甚至达到理想化。有的则迷信"名医"，因而"排他性"很强，不分病情轻重缓急，非要找个"名医"或某个医生就诊，往往延误病情，变生他病。

❺ **疑惑心理**　病人常对医生和药物产生疑惑，爱用怀疑的眼光看医生。经常表现出烦躁、恼怒和埋怨情绪，不愿意多谈病情。有的人甚至充满了误解，用一种极端的心态来猜测，固执地确信自己患了某种重病，甚至是癌症。这些疑惑心理会导致病情加重，甚至会患上抑郁症。

❻ **轻视检查**　患病后需要做些检查，甚至会根据病情的发展变化反复做同一检查。可有的病人只希望通过自己的述说让医生把疾病弄清楚，如果医生让病人做检查，病人就会说医生没水平，认为这是浪费。

❼ **频繁换医生**　某些人治病心切，经一个医生治疗三天没见效，就认为医生水平有限，换另外的医生。事实上，有些疾病的诊断或病情好转是需要一段时间的，不一定几小时或几天就见效，有的甚至十几天才能够见效。

❽ **求愈心切**　有的病人，既看中医又看西医，有病乱投医，听风就是雨。结果欲速则不达，事与愿违，事倍功半，使诊断互

相矛盾，药效相互抵消或重复，甚至出现药物中毒的现象，造成不良后果。

就诊时该如何与医生交谈

1.是否有什么事情是想做或过去常做，但现在却力不从心。由于不愿意承认或早已习惯，或是因为其他某些原因，人们常常会接受某种程度的功能减退，尤其是那些缓慢形成的或涉及个人隐私的功能减退。化验或体格检查不能发现这些现象，如果你不告诉医生，便很可能会错过治疗的机会。

2.是否有什么事让您担忧。特别在诊断有严重的疾病后，许多人便一蹶不振。即使没经过诊断，一些人仍然对疾病充满恐惧。细心的医生可能会通过对您的情况进行客观分析来打消疑虑，使您平静下来。

如果一个家庭成员被诊断患有严重的疾病，那么家族史对医生来说非常关键。随着检验方法的进步，病人可在发病前就被诊断出来，而家族史可以更有效地帮助医生做出各种判断。

3.是否服用非处方药物和补品。病人经常会忘记告诉医生他们正在服用的非处方药，或者有意隐瞒服用的补药。因为他们认为大多数医生不赞成病人服中成药，或对中成药一无所知。但是，非处方药物可能会与处方药相互作用给病人造成危险。

4.是否服用其他医生开的药物。尤其是如果看过好几个专家，不能假设他们互相已经交换过意见（事实上多半没有）。应该告诉医生其他医生给您开过什么药，列出一个清单或带上装药的瓶子。

5.是否有应该吃但是没吃的药。有时是由于副作用的影响，有时是不愿意吃这种药。如果您和医生谈到这种情况，医生也许可以为您更改处方。

6.是否有排便不能自制的情况。大小便失禁是这种情况最为常见的例子，患者总是试着适应。因为他们羞于开口，或者认为这是上了年纪的人不可避免的。虽然没有人能够保证能治好，但大多数病人的情况是可以控制的，至少应该先告诉医生这些情况。

如何陈述病史

❶ **陈述病史都说啥**　患者应将伤、病发生的原因（或诱因）、时间、有哪些不舒服的感觉、曾做过哪些检查、曾在其他医院得到过什么诊断、采用过何种治疗措施、效果如何、从发病到就诊的病变过程如实告诉医生。必要时还要回答医生的询问。

❷ **隐私方面莫顾虑**　病史要尽量由病人自己陈述，如因病重或年幼不能陈述，应由最了解情况的人代述。病史涉及隐私方面，不要有顾虑，应主动告诉医生，医生会为之保密。笔者曾见到一个未婚先孕的女子，临床上很像宫外孕出血，医生再三询问，她坚决否认有性交停经史，并拒绝相关检查，最终贻误了抢救时机。

❸ **夸大、隐瞒要不得**　有的人误认为把病情说得重一些医生才会重视，因此夸大病情，这样做的后果可能是事与愿违。还有的病人经多次治疗，仍无起色，却碍于面子怕医生不高兴，违心地告诉医生效果不错，这样做也不利于医生观察治疗效果。个别病人为达到某种目的，甚至故意隐瞒重要病史，其后果是非常严重的。

❹**重复检查应避免** 有的病人对某个医生的诊断、治疗不放心，找其他医院或医生看病时，怕后来的医生按前面的路子套，对自己的病情治疗不利，常常故意不讲过去的诊疗情况。本来医生可以从中有所借鉴，避免诊断、治疗走弯路，况且有些检查对病人来讲不但花费大，而且痛苦，过去资料如果比较可靠，这部分时间、金钱本可节省，何必重复检查呢?

如何向医生说"痛"

❶**注意致痛的诱因** 发病前的一些活动常对某些疾病发生发展有诱发作用，如胃和十二指肠溃疡穿孔、急性胰腺炎、急性胃扩张等出现的腹痛常因暴饮暴食而诱发。高血压、脑血管痉挛等出现的头痛则常因过分激动、饱餐、劳累、酗酒而诱发。因此，应向医生提供病前的可疑因素。

❷**注意疼痛部位的变化** 一般来说，最先疼痛的部位多为病变所在部位，如右腹的绞痛多为胆囊炎、胆石症。但有些病其疼痛部位可随病情变化而改变，如急性阑尾炎起病，初期疼痛常位于中上腹或脐周，以后才逐渐转移至右下腹。有时候病人很难准确说出哪一点痛，只能模糊指出是哪一部位痛，有时还可能搞错了地方。如心绞痛，觉得是左臂内侧痛；肾绞痛，以为大腿内侧或阴囊痛等等。这种内脏病变引起的相应体表的疼痛，医学上叫牵涉痛，有经验的医生根据牵涉痛可迅速找出诊断的线索。

❸**注意疼痛的性质和程度** 不同性质和程度的疼痛可为医生诊断提供有力的依据。如胃和十二指肠疡穿孔的疼痛，表现为上腹突发的、剧烈的、刀割样或烧灼样的疼痛。胆、肾、肠的绞痛，则多为持续性疼痛，阵发性加剧，并迅速达到高峰，当疼痛

持续一段时间后，又渐渐缓解。从疼痛持续的时间来看，一般肠绞痛往往持续数分钟，肾绞痛与胆绞痛多持续 30 ～ 60 分钟。如果你能将这些感受全面反映给医生，可便于医生鉴别不同的疾病。

❹ **注意与疼痛相伴随的症状**　不同疾病引起疼痛的伴随症状会有很大的差别。如急性腹痛伴血尿，多为泌尿系统疾病；急性腹痛伴呕吐、腹胀、肛门停止排气，则多提示为肠梗阻。

❺ **在就诊前不滥用止痛药**　有些病人因难忍疼痛的折磨，去医院前先用上了止痛药，使就诊时有些症状被掩盖，影响医生做出准确诊断，直接影响治疗。

如何向医生诉说"难言之隐"

对于有些疾病，如阳痿，许多男性患者不知如何开口，从而不好意思去医院就诊。下面这些与医生交流的小技巧，也许对就医有所帮助。

❶ **有备而来**　在去医院前最好把要说的情况写在纸上，这样你就能够简单明了地说明病情，以避免由于紧张造成叙述不清。

❷ **切入话题**　对有些疾病，如勃起功能障碍，当不知如何向医生提及时，可以这样说："医生，我怀疑自己患了阳痿？"

不要害怕提出有关性或个人的问题，医生是专家，他们可以帮助你处理任何敏感的问题。

❸ **细述症状**　详细说出你的症状，这样医生会做出更正确的诊断。

❹ **充分交流**　就诊时，你可以多与医生交流，多问些你有疑问的问题。如：

"了解我的症状后，您认为我患了什么病？我还需要做哪些检查？"

"是什么原因导致了这种病？我的病严重吗？有危险吗？"

"你怎么帮我治疗？这样治疗对我的病有什么好处？"

"我现在正在服用某药物，能不能与你给我开的药一起服用？"

"在生活习惯方面，我应该做哪些改进，能够帮助我恢复健康？"

"我下次应该什么时候再来看？"

❺ **及时澄清**　如果医生的用词过于专业，概念过于复杂，以致您弄不清楚他的意思时，要讲出来，遇到不明白的地方要问清楚。

怎样向医生提要求

作为一个聪明的患者，可以尝试性地跟医生沟通。比如，说："有人建议我做这项检查，我不了解，我要不要做？"可以请医生来帮助你分析，并解答你的问题，而不要来了就说要做什么检查。这样做是先入为主。

如果是以交流的态度来向医生请教，医生会结合你目前的状况给出建议来。比如医生会说："你现在这个情况，我认为这个检查没有必要，您可以换成别的"。患者既然来了请医生看病，首先就应该信任他。医患沟通要建立在相互信任的基础上。同样，让医生按你的意愿开一个药方是容易的事情，但是，如果请医生看病的目的就是为了开一个药方，那您就对自己太不负责了。

看病必须学会"六问"：

❶ **想问**　主要是克服两种心理。一是嫌麻烦的心理。有些患者看医生很忙或自己精力、时间有限就不想问。二是盲目服从心理。认为医生所做的一切应该完全照办，没有"问"的必要。从目前动辄开大处方、做昂贵的检查等带有经济利益的现象来说，就有必要问一问其合理性。再者医生误诊误治的情况也是时有发生，看病时多问几句，可以避免。

❷ **敢问**　一些患者面对少数医生简单的工作方法或生硬的态度，不敢问。其实了解自己疾病的有关内容是维护自己健康的权利，只要患者挂号看病或住院，就与医院建立起了医患关系，医生有义务向病人解释，病人有权了解自己的病情及相关的情况，所以，不仅要有"问"的打算，而且还要"问"得理直气壮。

❸ **会问**　看病时究竟问什么，怎么问，这与患者的个人素质及看病经验分不开，重要的是要对一些医学常识有所了解。到医院看病主要解决诊断和治疗的问题。在诊断方面，医生除了根据自己的临床经验下结论外，大多数情况是要借助一些辅助检查。患者就要询问医生开出的检查项目的必要性和意义，对身体有什么影响，是否有更经济的检查替代，检查时注意什么等。在治疗方面，主要是要了解药物治疗和手术治疗的有关知识。要询问药品的疗效、价格，服用后会出现什么明显表现，如嗜睡、皮疹、胃痛等常见的副作用，服药的注意事项及停药时间等，手术前要询问手术的必要性、术中可能出现的危险及术后的结果等。另外，还要询问病愈后如何预防和复查。

❹ **多问**　由于医院之间、医生之间医疗水平存在着一定的差别，因此对一些诊断不明或治疗效果不够理想的疾病要多问，多问几家医院。患者可以根据医院的整体水平、医生所表现出的

责任心、解释的详细程度和逻辑性进行选择。

❺ **善问** 可以向正在康复或已经康复的同类病人取经，从医学杂志、医学书籍中查找疾病的有关答案，还可以向电台、电视台的医疗保健栏目咨询，从国际互联网上获取更全面、更广泛、更及时的医疗信息，从而用更科学、更先进的医疗方法帮助进行疾病诊断与治疗。与此同时也要谨防虚假广告及江湖郎中的欺骗，一定要到信誉好的、规范的医疗机构进行咨询。

❻ **勤问** 当身体出现不适时，要及时到医院去看病，询问防病治病的知识，不要图省事，随便到药店买药吃；在对待一些需要患者等待的问题中，如一时没床位、手术排不上或一些特殊药品缺货等情况时，患者一定要时刻与医院保持联系，经常询问，不要懒得去问，消极等待，从而坐失良机，加重病情。

提哪些问题会干扰医生用药

在日常生活中，病人常仅凭一星半点的药物知识指挥医生开处方；二是违反医疗用药原则乱提要求；三是在病情痊愈过程中不切实际地要求"多快好省"，其结果多半是欲速则不达。

以抗生素应用为例，许多人认为此类药物无所不能，多多益善，实际上恰恰相反。

又如高血压病的降压治疗，用药都必须根据个体特点、病情轻重相机决定，医生在最终决定某种治疗方案之前必须进行认真的检查和分析，必须在治疗过程中收集资料，认真观察用药反应，根据病情变化摸索出一个合适的用药办法。至于降压效果，决不是越快就越好，但有的患者不了解其中奥秘，武断以为血压降得越快越好，不耐烦医生、护士反复的检查、询问甚至拒绝按照医生制订的方案用药而去指定自己"看中"的某药，这其实蕴藏着极大的危险性。

在许多时候，医生们往往因为患者及家属的压力和要求而放弃医疗原则，因为与其向他们作详细而困难的解释，远不如照本宣科写张处方更轻松，更方便，更受病人欢迎。这几年临床上糖皮质激素作为"退热抗炎药"越用越滥，越来越普遍，全然不顾其药物远期负面影响。一个有趣而发人深省的对比是，在正规医院对某感染者按照医疗原则使用抗生素往往退热慢，过程复杂，而在街头诊所吊上两瓶"激素盐水"却能很退烧，前者往往遭到病人的埋怨，认为是医疗水平低，医术差，而后者则被许多患者赞美为"药到病除"，是用药有方云云。殊不知就是后者这样的快速退热法，极易导致感染扩散，使病原体变本加厉在患者体内兴风作浪，其中孕育着相当严重的危险性，这是绝对违反用药原则的。

所以，在疾病治疗过程中，我们千万不能自以为是乱提要求，不能凭着一知半解的知识指挥医生，不能以江湖医生的"牛皮标准"要求大夫。疾病治疗过程也和其他事物一样，有着自己的规律，它决不会随着某人的官职、金钱、地位而改变，更不容得任意违反加干预！

别"指导"医生开药

一些经常跑医院的患者慢慢摸到些"门道"，就诊过程中开始"指导"起医生来。专家指出，患者的"指导"归纳为三种主要表现：点名要"好药"、动辄要输液、随便停药。这种就医坏习惯应该改一改。

　　有时明明是一般发烧、咳嗽，只需要普通药就行了，可不少患者偏要医生开最好的药，有的还根据自己看到的广告，点名让医生开药。医生用药是有原则的，肯定首选疗效好、价格低、副作用小的药物，乱用药必然导致产生耐药性。

　　疾病的治疗有严谨而科学的规范，患者不能根据自我感觉自行决定用药的多少，或者随意服用保健品。

看病取药六注意

　　为了用药安全，患者及家属在取药后一定要仔细阅读药品说明书，了解药物的相关事项，若有不明白的地方，则要去找医生或药剂师。以下六点尤其要清楚。

　　❶ 看清药名　首先要查看药品包装上的名称与药瓶上的名称是否一致。其次要记住自己所服用的药物名称，这样服用后若发生过敏或其他异常现象时，可以正确地告知医师是何种药物所致，以避免再次开同类药品。

　　❷ 了解药效　知道药品的疗效，可了解自己的疾病状态与医师的治疗方式，同时亦可避免用药错误。

　　❸ 问清用法　患者绝对不可凭着自己过去服药经验使用目前所开出的药品，因为医师会依病情变化而改变药物的使用剂量与用法。有些药品属于外用药，千万不可误食；其他如眼药水、耳滴剂、喷鼻剂、吸入剂、贴片等，各种剂型的使用方式都不同，因此使用前务必再次确认药品正确的使用方法，才能用得安全又有效。

　　❹ 明确用多久　用药疗程亦是治愈疾病的重要一环，所以药品该使用多久也应问清楚。尤其像抗生素类的药品，杀菌效果

与疗程息息相关，患者必须遵照医师指示接受完整的疗程，不可因症状改善就不再用药，以免造成抗药性、病情复发或引发更严重的感染。

❺ **不乱用替代药品**　在买药时，如果遇到短缺的药品，有的医院或药店为了达到交易的目的，或是售药人员好心给患者推荐一种作用大致相同的药品来替代，面对这种情形，许多患者治病心切，大都不太较真，听从售药者的推荐。这种做法是不可取的，隐患较大。医生开具的药物没有时，应尽快告知医生，让医生再行选择，而不是由自己盲目地买替代药品。因为一些药品的功效看起来都一样，但它针对某一病症时有作用，针对另一病症也许没作用，甚至产生不良反应。

❻ **注意事项**　患者应清楚所服用药物的注意事项。例如有些药品不可与葡萄、柚子一起服用；有些药品会造成嗜睡，开车时应小心；有些药品不能与酒同服等。

看病常犯的几种错误

❶ **急诊病人看"慢诊"**　假如突然呕吐、头痛、抽搐、腹泻、呼吸困难、意识障碍或原有的慢性病突然加重，看病时一定要先到急诊。急诊在医院被称为生命的"绿色通道"，这里除有训练有素的医生、护士外，还配备了相应的急救药品和设备，可以确保急诊急救的各个环节准确、快捷、顺利。因此，看病时患者及家属首先应该有急诊意识，以避免悲剧的发生。

❷ **儿童有病不到儿科**　我国早就规定，15周岁以下儿童、青少年均应到儿科就诊，之所以限制就诊年龄，是因为正处于生长发育阶段的儿童、青少年机体各脏器发育尚不成熟，功能也不

健全，也就是说儿童、青少年无论是生理、病理、诊断、治疗都有其特殊性。在用药方面，不管是药物的种类、剂量，都有许多与成人不同之处。例如，内含可待因、阿片的强力止咳药，小儿应用会抑制呼吸。在疾病治疗方面，尽管儿童许多疾病的名称与成人相同，但治疗方法确不尽相同。例如，儿科治疗肥胖有其独特的即不影响儿童发育又能减重的方法，不主张像成人那样强行抑制饮食和热量的摄入。

❸ **轻信广告病急乱投医** 任何疾病的治疗都有一个过程，不可能"立竿见影"，要相信科学。盲目、迷信只能给病人增加新的痛苦。

❹ **千里寻医却不带病历资料** 医学专家出诊时，常遇到许多外地患者看病时忘记带上在当地医院做的化验、X 光片等检查资料，很可惜。因为好的医生可以从以往的检查资料中迅速发现诊断疾病的线索，初步判定疾病的发生、发展及预后，帮助患者以最小的代价确诊疾病。而重新开化验单排查疾病，既浪费金钱也浪费时间，更不利于医生对疾病的连续观察与分析。所以保存并携带病历资料到上级医院看病，也是"少花钱，治好病"的窍门之一。

❺ **隐瞒病史可影响诊断** 有时病史的采集对疾病的诊断、治疗起着至关重要的作用，病史不详会影响医生对疾病及时正确的诊断，多搭钱财不说，搭上性命可真就"因小失大"了。

看病时的"聪明原则"

❶ 看病前的聪明原则——多想想

你是不是常会在踏出诊疗室或离开医院后，才猛然想起：

"糟糕，我忘了跟医生说……"建议你不妨在看医生前，先想想，甚至可以先写下来：

什么时候第一次发病？

发病的明确部位？

你现在觉得怎样？多久的时间会觉得不舒服？不舒服感持续多久？

带来什么症状？

在什么状况下会发病？什么情形下，症状会好些或是消失？

为什么觉得自己有病？是不是有这方面的家族病史？

❷ 看病中的聪明原则

看对医生选对科：面对医疗系统分科愈趋精细，一般人进大医院看病，就如同走入迷宫，更别提要他明确知道自己该看哪科。

一旦选错科，最终还是被转到正确的科，虽然身体没有受到什么伤害，但是大半天的时间耗进去了。

别让问的权利睡着了：许多病人纵使心理有许多疑问，往往不敢开口。其实病人需要常跟医师沟通，多问问题。聪明的病人甚至会做笔记，把自己的疑问或身体的重要状况，一一列出，等见了医生，充分表达需求。

清楚描述自己的问题：病人最主要的任务是把来看医生的问题一五一十详细地告诉医生。病人愈能清楚描述他的问题，就愈能帮助医生下判断。不过，当清楚描述自己的情况时，也要注意别自找病因，否则医生可能就照着你所说的，下错诊断。

尊重专业不自作聪明：如果问医师最讨厌什么样的病人，自作聪明的病人一定名列前茅，他们的症状包括不听医嘱、自行增减药量、乱要求开药、乱要求做检查等。

　　把检查结果记录保存下来：病人就诊时如能提供过去一些基本检查的背景，可以让医生减少很多不必要的检查。病人还可以把吃了什么药、有何反应等记下来。如在别的地方看病，也可带着其他医生开的药袋赴诊，对医生的诊断也有帮助。

　　另一方面，懂得保存就诊的资料，也是保护自我权益的一种做法。

　　听听第二位医师的专业意见：多位医师强调，医疗水平参差不齐，病人也不能一味地相信医师或医院，有时也要懂得寻求"第二位医师的意见"（即第二种意见）。

　　例如，当你看病已有一段时间，病情却没有很好地改善，而医生又没有其他的治疗办法时，当严重疾病须面对重大手术或费用昂贵的手术时，或当你被要求参与临床试验时，你都可以考虑是否该听听其他的声音。

　　至于该找谁问，做二度确认呢？专家建议，第二个医师的专业程度，应起码不低于第一个医师。如果这两个医师的意见不一，也是以专业程度不低于第二个医师的标准来寻找第三个医师表达看法。但是问了第二个意见后，要再跟原来的医师讨论。如果他是个好医生，他会以开放的态度，帮你评断另一个医师说的有没有道理。

❸ 就诊结束时的聪明原则——多问问

　　为什么要吃这个药？这药是治什么的？

　　怎样才能知道药有没有效？有没有什么副作用？

　　还有其他可行的治疗方式吗？

　　药要吃多久？需要不断更换药物吗？

就医时如何自保安全

❶ **如有任何疑问或顾虑说出来**　选择一个你觉得可自在和他讨论你的健康与治疗方式的医生。如果有助于发问及了解病情，就医时可带家人、亲戚或朋友跟你同行。发问并请医生讲得让你听懂，这是合理的。

❷ **列一张你吃的所有药的清单**　把你吃的药，除了医生开的处方药外，其他包括像阿司匹林、优布芬以及维生素等化学药品、草药等，告诉医生和药师。如有任何药物过敏病史或副作用，也要记得说。

❸ **确认你拿到任何检查程序的报告**　问医护人员，你将在何时和如何拿到检查报告。不管是亲自拿到或以电话、信件等方式，只要你并未如预期般拿到资料，千万别假定结果是好的。打电话给医生要资料，并请教他此检查结果对你的健康的影响。

❹ **如果你需要住院，和你的医师讨论**　如果能选择，请选择一家有许多病人都曾做过你所需要的检查或手术的医院。

❺ **如果得开刀，你应当确实已了解将会发生的事**　问你的医生和帮你开刀的外科医师：我住院期间，谁是主要负责照顾我的人？确切的手术步骤是什么？手术将历时多久？术后会发生什么事？复原期间，我会有什么可预期的状况？

看病如何减少误诊

误诊的原因十分复杂。一个病人的误诊涉及医生、病人、疾病本身、医院设备条件和社会等诸多因素。诚然，医生在接诊病人中及时准确地查出病因，并给予合理的施治是关键。但患者积极配合医生是可以减少误诊的。临床上有些误诊的确是由病人自身的主观因素造成的，这往往会影响病史、体征和检查结果的真实性，从而严重地干扰医生的思维和认识，导致误诊。常见误诊的病人方面原因大致有以下几种：

❶ **隐瞒病史** 有的病人有难言的隐私，怕影响自己的声誉，不愿向医生袒露真情。

❷ **夸大病情** 不少患者就诊时怕得不到医生的同情，在诉说病史时夸大病情，把医生的注意力和判断引入错误方向。一些老年高血压患者本是轻度，因夸大自觉症状，医生又忽视全面多器官检查，误诊为重度，不适宜地加用降压药，结果诱发心绞痛和脑中风。

❸ **缺乏合作** 医生在接诊病人时，常遇少数患者缺乏合作，他们诉说病史漫无边际，杂乱无章，常偏离医生引导性问话，答非所问。在繁忙的门诊中造成病史采集不全，在体检时又不太合作，也易导致误诊。

❹ **盲目求医** 随着医学科学的不断发展，临床分科越来越细，这对各专业疾病的深入研究虽有益，但也给患者求医带来不便。例如一个青光眼患者因头痛、恶心、呕吐就诊内科，诊断"胃肠型感冒"，治疗无效，转诊神经内科，并做了很多检查，仍治疗无效，最后请眼科医生会诊才确诊为青光眼，因辗转延误而失去了最佳治疗机会。这个病例虽不能完全归咎病人就诊的方法错误，因为病人不可能准确地把握疾病的本质，误诊的主要原因还是在医生一方。但是，病人选择的就医对象缺乏针对性，在客观上为正确的诊断增加了困难。

❺ **迷信权威** 有些人常托熟人、找关系找名家权威看病。专

家在接待属于自己专业范围内的病人时确诊符合率较高，但慕名而来的病人所患疾病并非都属于自己专业范围，只能凭主观印象暂做诊断。如果对专家过分迷信和盲从，很可能南辕北辙，造成误诊。

就医归来洗洗鼻子

鼻子是维持生命的呼吸"门户"，平均每天经此出入的空气约1万升，空气中的大量污染物会黏附在鼻腔黏膜上。当从医院就医归来时，鼻腔中更可能沾染大量细菌、病毒。如果超过了鼻黏膜的自净能力，便会滞留在鼻前庭中，与鼻黏膜分泌物混在一起形成鼻痂，致使正常竖起的鼻毛黏贴在鼻前庭内壁上，从而失去过滤、清洁空气的能力，可能引发各种疾病。因此，就医归来别忘了洗洗鼻子。

看中医有讲究

中医诊察疾病的重要手段是望、闻、问、切，称之为"四诊"。通过望、闻、问、切这四种诊察方法收集病人的有关资料，加以综合分析，这是中医辨证施治主要依据。任何干扰四诊的情况都会给诊治疾病造成不利影响，甚至导致误诊。

❶**望诊** 就是医生运用视觉对人体全身和局部的一切可见征象（如精神状态、面色、皮肤、指甲、舌头等）、排出物（如痰液、大小便等）及分泌物（如脓液等）进行有目的的观察，以了解健康或疾病的状态。所以患者就诊前不要刮舌苔，不要化妆，不要涂指甲油，不吃太冷、太热和容易染色的饮料、食物等，如

果染了发应主动告诉医生，以免影响望诊的准确性。

❷ 闻诊　患者就诊前不要进食气味浓烈的食物，如葱、蒜、柑橘、口香糖等，抽烟、饮酒也会使口腔中出现特殊气味。

❸ 问诊　问诊所获得的资料是诊断疾病的最为重要的依据之一。就诊前患者应简明扼要地讲清楚主要不适和发病时间、伴随症状、处理经过及治疗效果等，并如实回答医生的有关询问，如发病前的情况，平时健康状况，月经、生育和家族病史等。

❹ 切诊　包括脉诊和按诊两部分内容。脉诊是按脉搏，按诊是在病人身体上一定的部位触摸、按压，以了解疾病的内在变化或体表反应。所以，就诊前患者应尽量保持心情平静，不宜在激烈的体力活动后和情绪急躁时立即就诊，因为这样会影响医生切脉，应该休息半小时左右就诊。

哪些病适合看中医

中医和西医各有所长，下列一些疾病采用中医诊治，可能会获得更快更好的疗效。

❶ 大病初愈或体质虚弱　大病后以及体质虚弱病人，往往出现乏力、厌食、失眠、消化不良、盗汗等现象，此时采用中医疗法效果比较好，因为中医注重整体调理，能使病后虚弱者较快恢复生理平衡。

❷ 妇科疾病　妇女的痛经、月经失调、功能性子宫出血、不孕症、更年期综合征、妊娠期和产后疾患（如严重的妊娠反应、产后无乳、回乳等）宜看中医。因中药医治妇科病用药谨慎，可以避免药物副作用给孕产妇、婴儿带来的危害。

❸ 儿童疾患　儿童尤其是幼儿有病时，不但无法对病情表

述，就是家长往往也很难准确地陈述病况。而中医儿科采用望、闻、问、切的传统诊疗方法，加上现代化的化验检查，经过综合分析，可准确诊断病情，并对症下药。

❹ **疑难杂症**　各种肿瘤手术、化疗后及癌症晚期患者，中医治疗可协助恢复或延长生存期，提高生存质量。阳痿、遗精、少精、死精、阴冷、神经官能症、面瘫、麻痹、脱发、牛皮癣、白癜风等疑难病，若看中医很可能会收到意想不到的疗效。

❺ **有病难诊**　许多人自觉有病，但经检查诊断后又无器质性疾病时，宜看中医。如有气虚、盗汗、耳鸣、肢麻、肢冷、腹胀、便秘、小便频数、口渴、烦躁、忧郁、精神萎靡、身倦无力、头昏眼花、失眠健忘等症状时适合看中医。

❻ **西医已经确诊的慢性病**　例如慢性胃炎、慢性肠炎、慢性支气管炎、慢性胆囊炎、慢性肾炎、慢性肝炎、慢性关节炎、慢性腰腿痛、神经衰弱、肾病综合征、慢性咽炎、前列腺增生、结石等。

❼ **对西药产生耐药、抗药性反应的疾病**　例如慢性支气管炎西医大都采用止咳、祛痰、平喘治疗，有些病人用药时间长了，效果越来越差，而中药很少有抗药性，因此采用中医治疗效果会更好些。

❽ **对西药过敏或服用西药有严重副作用的患者**　有些病人对磺胺类药、解热镇痛药、颠茄以及对抗生素产生过敏反应或严重副作用时，以看中医为好。

❾ **某些西医难以辨认的病证**　例如胸闷、头晕、不思饮食、神疲、四肢无力、舌苔白而厚腻等，看中医效果更好。

❿ **疾病恢复期间的调养**　大病初愈后的调养，中医可根据气虚、血虚、阴虚、阳虚等不同情况，补益治疗，效果比西医会更

好。此外，根据中医独特的理论，可以穴位贴敷"冬病夏治"治疗哮喘，针灸治疗关节炎、腰腿痛等，酊剂治疗冻疮、白癜风、斑秃、骨质增生等等。

⓫ 其他的一些疾病 有些疾病通过中医辨治，也能达到甚至超过西医治疗的效果，而且费用低于西医西药。例如心脑血管疾病、失眠、脑卒中后遗症、顽固性高血压、习惯性便秘、盗汗、妇女月经不调、乳腺增生症、更年期综合征等。

看中医前饮食六不宜

1.不宜喝牛奶、豆浆等乳白色饮料。这些食品容易使舌苔变白腻，造成医生误诊。

2.不宜吃橄榄、乌梅、杨梅等深颜色食品。这些食物容易使舌苔变黑，造成误诊。

3.不宜饮酒、吃辣椒或吃过热过冷的食物。酒、辣椒等属于热性，使气血运行加快，舌质变红，舌苔减少，脉搏增加，影响对疾病的诊断。

4.不宜喝咖啡、吃橘子等黄色食物。这些东西会令舌苔发黄，易造成误诊。

5.不宜吃花生、瓜子、核桃，因为这些含脂肪多的食品也会使舌苔白腻，使医生误诊。

6.不宜饭后就诊，饭后舌质变红，加上有些食物容易使舌苔变色，这样会导致医生误诊。就诊最好在清晨，不用刷牙，或选择在饭后1小时。

如何选择中医基本疗法

按摩、针灸和中草药是中医学临床的基本疗法，三者的作用机理和途径不尽相同，只有合理选择使用，才能得到预期的效果。

1.按摩用于治疗五体（筋、脉、肉、皮、骨）的损伤和劳损（简称劳伤）性疾病。通过中医辨证，明析五体及其所归属的脏腑和经络的病机，不但要辨明劳伤是否引起了脏腑、经络的气机失调，还要辨明劳伤是否是由于脏腑经络气机失调导致。前者应以按摩等外治法为主，中药内服为辅，后者则正相反。

2.中草药内服主要用于脏腑气机失调，尤其是形成有形实邪之病证（如月经病、脾虚、肾虚、中风防治），也就是所谓的内伤杂病。通过中医辨证，可以客观地掌握病机，作为处方的根本依据，而现代中药有效成分分析只宜作为用药参考及对毒副作用的评价。

3.针灸疗法适宜治疗经络病证（如面瘫）、脏腑气机失调轻证或无有形实邪形成之内伤杂病（如小儿遗尿病）。病久日深或累及奇经八脉时宜针药并用（如中风）。

中医拔罐须注意什么

针灸、推拿适用的病证一般均适用于拔罐治疗，但在拔罐时还必须掌握其禁忌证和注意事项。

（一）拔罐的禁忌证

1.有出血倾向的疾病禁用拔罐，如血小板减少症、白血病、过敏性紫癜。

2. 新伤骨折、瘢痕、恶性肿瘤局部、静脉曲张、体表大血管处、局部皮肤弹性差者禁用。

3. 妇女月经期下腹部慎用，妊娠期下腹部、腰骶部、乳房处禁用。

4. 心、肾、肝严重疾病以及高热、抽搐者禁用。

5. 皮肤过敏、外伤、溃疡处禁用。

6. 五官部位、前后二阴部位不宜用。

7. 酒醉、过饱、过饥、过劳、大渴、大汗、大出血等禁用。

（二）拔罐的注意事项

1. 拔罐时应保持室内空气清新，夏季避免风扇直吹，冬季做好室内保暖，避免感受风寒。

2. 注意清洁消毒。施术者双手、受术者拔罐部位均应清洗干净或做常规消毒，拔罐用具必须常规消毒。

3. 拔罐可使皮肤局部出现小水疱、小水珠、出血点、瘀血、瘙痒等现象，均属正常治疗反应。一般阳证、热证多呈现鲜红色瘀斑；阴证、寒证多呈现紫红色或淡红色瘀斑；寒证、湿证多呈现水疱、水珠；虚证多呈现潮红或淡红。若局部没有瘀斑，或虽有潮红，但起罐后立即消失，说明病邪尚轻、病情不重或病已接近痊愈。

4. 一般拔罐后 3 小时之内不宜洗澡。

5. 拔罐过程中若出现面色苍白、出冷汗、头晕目眩、心慌心悸、恶心呕吐、四肢发冷、神昏仆倒等症状，此为晕罐，应立即停止拔罐，让患者平卧，饮温开水或糖水，休息片刻，多能好转。晕罐严重者，应针刺或点掐百会、人中、内关、涌泉、足三里、中冲等穴位，或艾灸百会、气海、关元、涌泉等穴位，必要时及时送入医院进行急救。

如何正确测量体温

体温是生命体征的指标之一，测量体温对疾病的诊断、转归具有重要意义。测量体温常用的方法有三种。

❶ **口测法**　将消毒过的体温计置于舌下，紧闭口唇，不用口腔呼吸，以免冷空气进入口腔影响口腔内的体温，放置5分钟后读数，正常值为36.3～37.2℃。

❷ **肛测法**　让病人取侧卧位，将肛门体温计头涂以润滑剂，徐徐插入肛门，深达体温计长度的一半，放置5分钟后读数。正常值为36.5～37.7℃。肛测法一般较口测较高0.3～0.5℃。

❸ **腋测法**　将腋窝汗液擦干，把体温计放在腋窝深处，用上臂将体温计夹紧，放置10分钟后读数，正常值为36～37℃。腋测法较安全、方便，不易发生交叉感染，较为常用。

体温检测中常见的失误有四种：

※ 检测时间不按要求，未达到5或10分钟。

※ 检测前未将体温计的汞柱甩到36℃以下。

※ 消瘦或病情较重的病人不能将体温计夹紧。

※ 体温计附近有影响局部体温的冷热物体，如冰袋、热水袋等。

测量腋下体温应取右侧

有研究提示，成年人腋下体温大多左侧高右侧低，最高可相差0.5℃，主要是左侧较右侧更加靠近大血管。如果测量体温不区分左右侧，会导致测量上的误差，进而影响治疗的正确性。因此专家建议，测量腋下体温最好取右侧腋窝。

做皮试注意事项

在做药物过敏皮肤试验时，须注意以下七点：

1.患者皮试前应告诉医护人员自己的用药史、过敏史。

2.少数病人在皮试中即可发生严重的过敏反应，在皮试后应在注射室观察 15 ～ 20 分钟。

3.少数病人有可能呈假阴性反应，所以皮试阴性的患者在首次注射药物后，仍需观察 30 分钟方可离开，以防迟缓型过敏反应的发生。

4.临床上对于易致敏的药物在停用 24 小时后即要重新做皮试，改用不同生产厂家和不同生产批号的制剂也需重新做皮试。

5.不宜在空腹时进行药物皮试或注射，以防止发生眩晕、恶心等易与过敏反应相混淆的情况。

6.不宜在家中使用青霉素、头孢菌素等易过敏的药物。多次接受这类药物治疗者亦可发生药物过敏反应。

7.如果患者出现强阳性反应或药物过敏反应，应做好有关记录，并切记以后不宜使用同类药物，以防止发生更严重的过敏反应。

皮试不可掉以轻心

皮试俗称"打试验针"，是多种药物在使用以前必须严格执行的一道工序。

人体发生过敏性反应，是由于外界物质（也称过敏原）进入人体后，机体产生的抗原抗体反应。严重的过敏反应，可以在短时间内突然发生，也可以逐步加重，出现低血压休克、喉头水肿及气管痉挛，导致窒息、重症剥脱性皮炎、广泛出血性皮疹、消化性出血等病症，均可危及生命。因此，做皮试时一定要在医护人员的监护下，一旦出现异常状况，立刻抢救。

临床常用的一些血清制剂（如破伤风抗毒素）、抗生素类（如青霉素、链霉素等），使用前必须严格执行皮试阴性后才能注射的原则，此外，接受皮试的患者，绝对不允许离开监护环境；皮试阴性后，并不等于输注过程中会平安无事，因为皮试时仅有0.1mL的液体进入皮内，而输液量是皮试量的成百上千倍，仍存在过敏反应的可能性。

打针前喝糖水可减轻疼痛

美国儿科门诊专家说，小孩打针或者接受其他治疗时，糖水能起到减轻疼痛的作用。据称，这个方法对6个月以下婴儿的作用尤其明显，所以在给他们打针之前，最好先让他们服用少量糖水，以减轻其痛苦。

父母也可以用另外的方法来减轻打针时孩子的痛苦，诸如用对话等方法来转移孩子的注意力等。

打针后应就地休息十分钟

每一种药物在临床使用过程中都有可能产生不良反应。药物的不良反应有些是人们事先就知道，因而可以预防发生。但有些是人们事先不能预料的，比如药物过敏反应，而且这种病例占药物不良反应的多数。

药物过敏反应有两种情况，一是"速发型"，即过敏反应的症状在用药当时或其后几分钟、几小时内便发生；二是"迟发型"，常在用药后几天甚至几十天才出现症状。一般而言，速发型过敏反应不仅症状凶险，如可出现休克、呼吸骤停、心跳骤停，甚或立即死亡，而且绝大多数是在用药当时或用药后10分钟之内发生。因此，当持针药前往注射室注射时，为安全起见，应于打针后就地休息10分钟，如无任何不良反应始得离开，如有不良反应可及时告诉医务人员，争取及早处理。

打针后不宜揉

有些人在打针后，习惯用手在针眼处揉一揉，觉得这样吸收快，不容易落疙瘩。其实，这种做法是错误的。

打针后若用手去揉，有两点害处：一是手指上的病毒和病菌，会通过针眼进到入的皮肤或肌肉里，引起发炎化脓。二是打针时刺破皮肤或血管，揉搓时使这些部位的损伤加重，血液流入周围的其他组织，发生瘀血现象。所以，打针后不要用手揉，用消毒的酒精棉球在局部按压两三分钟，不见针眼出血即可。

怎样消除肌注后硬结

肌肉注射是一种临床上常用的给药方法，但是多次肌肉注射，或是某些药物对局部组织的刺激，往往会使局部出现硬结，经久不退，甚至发生红肿、发热、疼痛等炎症反应。其实对于打针后产生的硬块，只要护理及时，硬结就会变软消失。

❶ **热敷** 热敷可以促进硬结部位的血液循环，加速药液的吸收，热敷得越早，效果越好。方法是将毛巾浸入 60～70℃ 的热水中，不要拧得太干，拧好后叠成方形敷在硬块部，5 分钟换一次，敷 20～30 分钟，每天 1～2 次。如果同时配合由硬结部中心向外周的按摩，效果会更好。

❷ **硫酸镁溶液外敷** 此种方法可使局部肌肉放松，血管扩张，血流加速，促进药物吸收。方法是取医用 50% 硫酸镁溶液 50mL，倒入搪瓷碗内，加 60℃ 水 10mL，手指试温度微温，用纱布或小毛巾浸入药液中，稍稍拧干（以不滴水为度），敷在硬结处，最好毛巾或纱布上用 40℃ 热水袋覆盖保温，敷 15～20 分钟，每天 2～3 次。

❸ **艾叶煎水外敷** 艾叶有理气血、逐寒湿、温经止痛的功效。方法是将艾叶 30g 加水 400mL，小火煎煮 20 分钟后取水，待水温后将毛巾或纱布浸入其中，稍拧后敷于硬块处，2～3 分钟换 1 次，每次敷 30 分钟，每日 2 次。

❹ **松节油外敷** 松节油有舒筋活络、活血消肿的作用。方法是将 1 份松节油加 8 份热水搅匀，用纱布浸湿后敷于硬结处，可在纱布上压上 50℃ 的热水袋 5～10 分钟，至皮肤发红即可取下，每天 1～2 次。

❺ **土豆片贴敷** 新鲜土豆切成片，0.5～1cm 厚，贴于患处（土豆片略大于硬结），用纱布条固定，每日换 1 片，一般外敷几天就可使硬块消退。还可将新鲜土豆切碎，加适量食醋捣成泥状，敷于硬结处。

❻ **仙人掌外敷** 取仙人掌 1 片，去掉芒刺，捣如泥状，敷在硬结处，用纱布盖好固定，每日 1 次。

❼ **伤湿止痛膏贴敷** 将伤湿止痛膏剪适当大小贴在硬结处，再用热水袋热敷10～15分钟，每天1～2次，一般2～3天见效。

❽ **云南白药外敷** 取云南白药1瓶（4g），以白醋调之，捏成薄饼贴于硬结上（饼略大于硬结），外盖塑料薄膜，再用胶布固定，敷2～3天。

打完消炎针千万别饮酒

消炎药和酒精碰到一起会引发严重不良反应。因此，刚打了消炎针是不能饮酒的。

使用头孢类抗生素后饮酒会出现头痛、头晕、恶心、呕吐、心慌、呼吸困难，严重者可出现呼吸抑制、心肌梗死、休克、急性心力衰竭等。

除头孢类抗生素外，类似的药物还有甲硝唑、替硝唑、呋喃唑酮等，对于因病情需要使用抗生素的患者，尤其是有心血管疾病的中老年人，在使用上述抗生素期间和停药7天内，最好不要饮酒，也不要饮用含乙醇的饮料。

输液速度有讲究

输液速度是医生根据患者年龄、病情、输液总量、输液目的和药物性质等多方面情况来确定的。

一般要求，成年人输液速度在40～60滴/分钟，儿童、老年人速度不宜超过20～40滴/分钟。患有心脏（特别是心功能不全）或肺部疾病的患者，输液速度更慢，以免因心脏负荷加重而引起急性心衰或肺水肿。

另外，不同药物对输液速度也有要求，比如抗菌药物中的万古霉素、克林霉素以及氧氟沙星、左氧氟沙星、洛美沙星等喹喏酮类药物，输液速度都不能过快。如果补钾过程中给药速度过快，很可能使心脏骤停，有生命危险。

当然，也不是输液速度越慢越好，有时则要根据病情加快输液速度。比如，临床通过快速补液来抢救血容量不足的休克病人，通过快速静滴甘露醇来救治颅内压增高的脑疝病人。因此，静脉输液的速度需由专业医护人员调整，病人和家属切不可自行随意调整，以免产生严重后果。

频繁输液损害健康

输液本是为了治病，但是不根据病情就频繁地挂上吊瓶，不但可能对病情不利，反而可能对身体造成更多损害。

与口服药物相比，输液的过敏反应概率更高，更易产生耐药性。

1. 输液将一天分三次或四次输入的药量一次性输入了体内，造成输液前后血药浓度不稳定，诱发细菌产生耐药性。

2. 过敏反应。口服药要经过肠道吸收，将有害的物质过滤后才进入肝脏代谢，降低血药浓度，进而降低过敏反应发生的概率。而输液时药物直接进入血液，发生过敏反应的概率相对就更大、更块，甚至有些过敏反应是致命的。

3. 输液药品微粒过大，长期积累，易造成肺部血管堵塞，影响肺脏功能。

感冒滥输液很危险

许多人患感冒后喜欢到医院打吊针，认为输液效果好、见效快，其实，并非所有感冒都适合输液，这样滥输液很危险。

是否需要输液，应视患者情况区别对待。患者如果没有其他疾病，仅仅是普通的感冒，90％以上的人是不需要通过输液来治疗的。输液会使用大量抗生素，容易在体内产生耐药性。虽然输液是不经过胃肠道直接进入血液的，可能效果来得更快些，但这对无菌性提出了更高的要求，相对吃药，输液的副作用和风险也大些。输液免不了会发生一些输液反应，轻者会发冷、发热、体温偏高，严重的可能会引起头痛、恶心、昏迷、过敏性休克等。所以，若能服药治愈的就不要打针，能打针治愈的就不输液。另外，输液要到正规医院，千万不要贪图方便，或为节省输液费，而到一些不正规的小诊所输液。如果输液时有杂质或细菌进入血管，其后果不可想象。

输液过量不利降血压

家中老人突发高血压，送到医院之后，焦急的家属往往马上催促医生给病人打吊瓶。但专家指出，高血压患者用药一般从低剂量开始，除非病人同时存在其他危及生命、需要急救的情况，单纯高血压的话，很少一上来就静脉滴注，因为输液会增加体液容量，不仅不能快速降血压，还会适得其反，加重高血压症状。

老人输液五注意

❶ **注意量及速度** 老年人如过量输液，会致心脏输出量负荷增大，甚至引起心力衰竭。因此，老年人输液时要量出为入。另外，老年人输液时应以每分钟 20～40 滴为宜。若点滴太慢，时间过长，会影响药效的发挥。心衰患者滴速应控制在每分钟 15～30 滴，以免增加心脏负担而出现意外。

❷ **注意漏针** 老人血管脆性、通透性强，容易漏针，而老年人对疼痛、肿胀又不敏感，导致药物渗出到皮下组织，如发现得不及时，严重者可导致局部皮肤、组织坏死。

❸ **注意过敏反应** 老年人由于反应能力减退，一旦出现输液过敏反应，如寒战、过敏性休克等，表现常不典型，容易错过早期抢救的时机。如果在家里输液，第一次或前几次也应在医院里输，待观察确无过敏反应后，方可在家继续输液。

❹ **注意莫空腹** 饥饿状态有时就会诱发或加重药物的不良反应，空腹时药物进入血液循环到达胃肠道毛细血管时刺激胃肠黏膜，引起反酸、恶心、呕吐等胃肠道反应，因此老人不宜空腹输液。

❺ **注意不适的处理** 老年人长时间输液，有可能造成局部肿胀、疼痛等情况，可用硫酸镁溶液浸湿纱布，敷在肿胀部位。也可以在输液的肢体上放温热的暖水袋或热毛巾，以减轻不适。

如何避免输液反应

现在有不少患者偏爱输液治疗，尤其是一些曾患有脑血管病的老年人，他们认为输液可以预防脑血管病的复发，所以在未发病的正常情况下，主动向医生提出输液的要求。殊不知输液有治病的一面，也有发生副作用的一面。输液是将药液直接注入静脉来治疗疾病，具有见效快等优点，但是药物直接进入血液所带来的风险要比口服药物大得多，会增加药物不良反应的发生率。因此，患者要尊重医生的合理化建议，在保证疗效的前提下，选择疗效好、更安全、副作用小的治疗手段和给药途径。如果病人只是患了普通感冒或为了预防疾病的发生而提出输液，是不可取的。

医生长期以来坚持的用药原则是"能吃药的不打针，能打针的不输液"，以防止患者出现输液反应。所谓输液反应是指当患者静脉输液的疗程较长、有时输入液体的浓度较高、药物的刺激性较强以及患者的特殊体质等引起的局部组织发红、肿胀、灼热、疼痛，有时伴有畏寒、发热等全身症状，甚至有的患者可能会出现急性心衰。

引起输液反应的原因主要有以下几点：

❶ **药物因素**　如添加的药物质量不合格，易造成输液反应；添加的药物剂量过大、浓度过高，也易造成输液反应。

❷ **输液器材的质量因素**　使用不合格的药品或输液器也是造成输液反应的原因之一。因此，患者就诊、输液时应去正规医院，确保输液治疗时使用合格的药物和一次性输液器。

❸ **输液速度**　滴速过快、过敏体质者可引起输液反应。故体质较弱的患者或过敏体质者应及时与医护人员沟通，控制好滴速并密切观察。

❹ **个体因素**　如病人有炎症、发热性疾病或体质虚弱、免疫力失调等，可使输液反应发生率升高。老年患者、幼儿、免疫

功能低下或不健全者，输液反应发生比例偏高。不同患者对细菌内毒素有不同的反应，所以过敏体质的患者输液时要特别注意。

输液不适怎样缓解

❶ **胃肠反应　吃点东西来减轻**　一些老人患病后胃口不好，于是空腹输液，殊不知，空腹输液会诱发和加重药物的不良反应，从而会刺激胃肠黏膜，引起胃液分泌过多，出现反酸、恶心。在输液前吃点东西，这些不良反应就能大大减轻。

❷ **漏针　卧床输液能避免**　体质瘦弱的老人皮肤松弛，针头不易固定，慢性病和体质差的老人血管脆、通透性强，也容易漏针。如果是卧床输液，让手处于静止状态，就能避免这些问题。

❸ **肿胀疼痛　外敷可缓解**　老年人长时间输液，有可能造成局部肿胀、疼痛等情况，可用硫酸镁溶液浸湿纱布，敷在肿胀部位。

输液拔针后怎样使皮下不瘀血

要保证输液拔针后不出血，需要有一定的压血管技巧。通常情况下，静脉穿刺会有两个针眼：一个是穿过皮肤的针眼，看得见，另一个是针头进皮肤后沿着血管前行一段再穿过血管壁的针眼，看不见。这两个针眼之间有一定的距离，如果拔针后只按压皮肤表面的针眼，不按压血管壁上的针眼，血液就会从血管壁上的针眼流入皮下，形成瘀血；若只按压血管壁上的针眼而不按压皮肤表面的针眼，针穿过皮肤时受损的毛细血管也会有血液流出。

因此，按压针眼的正确方法，是将棉签或棉球顺着血管方向按压，这样，两个针眼都被压住了，血液就不会渗出血管外。经验表明，静脉穿刺拔针时，利用拇指沿血管方向纵向按压棉签，即可按压住两个针眼。另外，拔针后按压针眼的时间至少要达到3分钟，如有凝血机制障碍者，则要延长按压时间。

接种疫苗能管多长时间

疫苗不同，免疫时间长短也不一致，有的疫苗一生只需要接种一次，有的则需要定期复种。如卡介苗只需要接种1次；口服脊髓灰质炎活疫苗要在出生后2、3、4月连续三次口服，4岁时还要加强一次；乙脑疫苗免疫期限为1年，从第二年起，每年加强一次。

除了计划免疫要求接种的疫苗外，仍有一些有效的疫苗可以根据情况及时接种。水痘、流感、甲型肝炎、出血热、黄热病、霍乱、伤寒及副伤寒甲乙四联菌苗、布氏杆菌苗、鼠疫菌苗、炭疽菌苗、钩端螺旋体菌苗等疫苗可在当地流行前选用。

成人也可在流行季节到来前接种疫苗，如流行性乙型脑炎在夏秋季节蚊子活动猖獗时流行，在蚊子出现前1～4周注射乙脑疫苗，就可达到预防目的。长年在某些传染病的发病区（疫区）工作、生活，如森林脑炎、布氏杆菌病、钩端螺旋体病、炭疽等疫区，应每年重复注射相应疫苗。到疫区出差、旅游，在临行前1～4周也应注射相应疫苗。

无论接种任何疫苗、抗毒素都必须在专业人员指导下，并在专门的场所如医院等，由专业人员进行。当发生过敏等不良反应时应及时处置，防止发生意外。

婴儿需要接种两针流感疫苗

美国发现，注射一针流感疫苗的婴儿，在两周过后，只能获得部分免疫，与没有接种疫苗的婴儿相比，他们发生类似流感疾病或肺炎的比例是一样的。而注射两针的婴儿，则获得了完全免疫，在日后较少患上流感、肺炎及类似流感的疾病。因此，专家建议，6～23个月的婴儿应接种两针流感疫苗。

何人何时不宜进行预防接种

预防接种是预防传染病的有效措施，那么，是不是任何人在任何时候都能进行预防接种呢？答案是否定的。下列情况就不宜进行预防接种。

1.在接种的部位有严重皮炎、牛皮癣、湿疹及化脓性皮肤病的人应治愈这些病后再接种。

2.正在发烧（体温超过37.5℃）的婴幼儿，应查明发烧原因，治愈后接种。因为预防接种会出现体温升高的反应，加重病情；另外，发烧往往是流感、麻疹、脑膜炎、肝炎等急性传染病的早期症状，接种疫苗不仅会加快发病，还会加重病情，使病情复杂化，给医生诊断带来困难。

3.患有心脏病、肝炎、肾炎、活动性肺结核者不宜接种。

4.脑或神经系统发育不正常，有脑炎后遗症、癫痫病者不宜接种。

5.重度营养不良、严重佝偻病、先天性免疫缺陷的婴幼儿不宜接种。

6.过敏体质及患哮喘、荨麻疹的人不宜接种。

7.正在腹泻的婴幼儿，不宜服用小儿麻痹糖丸（脊髓灰质炎活疫苗），必须待病好后两周方可服用。

8.正在患急性传染病或痊愈后不足2周处于恢复期者都应缓期接种疫苗。

9.在传染病流行时，密切接触了传染病病人的人，不宜马上接种疫苗，必须经过该种传染病的最长潜伏期后未发病再接种。

10.近一月内注射过丙种球蛋白的婴幼儿。因为此时接种疫苗，孩子不能产生有效的免疫力。

11.有的人由于隐性感染，体内已产生对某种病的抗体，就没有必要再打针对该病的预防针。如乙肝表面抗体阳性者，就没必要再注射乙肝疫苗。

12.血液病、白血病、淋巴瘤患者禁忌接种。

注射乙肝疫苗有禁忌

在注射乙肝疫苗前，要注意下列禁忌情况：

1.对福尔马林或硫柳汞过敏及严重过敏体质者，乙肝疫苗属于禁忌之列。

2.凡发热、急性传染病、严重感染及其他严重全身性疾病者，应暂缓接种。

3.最近6周内曾注射过丙种球蛋白、免疫球蛋白或其他被动免疫制剂者，为防止被动抗体干扰，应推迟乙肝疫苗免疫接种。

4.严重营养不良患者不宜接种。

5.病情处于急性加重期，如肾病综合征尚未缓解，使用较大量激素及免疫抑制剂治疗阶段，暂不宜接种乙肝疫苗，可待病情平稳后再考虑接种。

狂犬病疫苗接种越早越好

人被犬、猫等动物咬、抓伤后，凡不能确定伤人动物为健康动物的，应立即进行受伤部位的彻底清洗和消毒处理。接种疫苗的时间选择，原则上是越早越好。但对已暴露一段时间而一直未接种狂犬病疫苗者也可按接种程序接种疫苗。

狂犬病疫苗的接种程序为：一般咬伤者于伤后 24 小时内、第 3 天、第 7 天、第 14 天、第 28 天各注射狂犬病疫苗一个剂量（儿童用量相同）。1 年内再次被动物致伤者，应于 24 小时内和第 3 天各接种一个剂量疫苗；在 3 年内再次被动物致伤，应于 24 小时内、第 3 天、第 7 天各接种一个剂量疫苗；超过 3 年者应全程接种疫苗。

手术前应做哪些准备

手术，不论从生理上还是心理上都给病人不同程度的打击，因此在术前，病人和家属都要做好各种准备。

❶ **心理准备** 病人对手术效果的担忧、对疼痛的恐惧都会带来很大的情绪波动，进而影响血压、脉搏、呼吸以及神经 - 内分泌等方面的变化，而这些变化将会削弱病人对麻醉、手术的耐受力。应该知道，当前麻醉技术能充分地保障病人的手术顺利进行，而且能主动对病人的重要生理功能进行监测和调控，从而在最大限度上保障了病人的无痛及安全。病人首先要相信医院的医疗能力，增加信心，病人家属也要对病人给予心理上的支持。

❷ 营养准备　术中的失血、术后的禁食以及消化功能减退，这些都会影响创口愈合，抗感染能力也会降低。因此术前病人要尽力改善营养状况，增加营养，尤其要多摄入一些高蛋白食物，并要积极治疗可能影响手术的一些其他疾病。

❸ 胃肠道、膀胱的准备　正常人胃排空要 4～6 小时，术前情绪波动，胃排空时间更长，因此常规术前应禁食 12 小时，禁饮 4 小时，小儿耐受饥饿能力较差，禁食时间可放宽为 8 小时，乳婴儿可在术前 4 小时喂些糖盐水，但不喂乳汁。禁食时间过长，加上补液不足对手术不利，患儿哭闹使家长不自觉缩短禁食禁饮时间或只禁食不禁饮，对于麻醉和手术也是很危险的。

❹ 卫生准备　病人只要条件允许，可以洗澡、理发、更衣。进入手术室不要戴首饰、眼镜、手表等，取下活动的假牙。病人入院后要力戒烟酒。

❺ 适应准备　如术后需要卧床休息，那么术前还要训练床上大小便以防便秘和尿潴留。术前病人要尽量多在医院及病房里生活，以适应周围的环境及新的生活规律。

手术前要考虑的十个问题

❶ 谁主刀　这是每次做手术前必然要问的一个关键问题。在医院，患者就被交给一个手术小组，各科医生相互配合，最终主刀的未必就是确诊病情的医生。一般来讲，经验丰富的医生通常亲自主刀做难度较大的手术，简单的小手术让其他医生去做。不过，如果想让确诊病情的医生为自己做手术，病人可以提出要求。

❷ 主刀医生经验丰富吗　俗话说"熟能生巧"，这一观点在

医学界尤为重要。专家们普遍认为,一名医生每年最少得做 100
次甲状腺手术才能保证手指的灵活性和准确性。法国的防癌协会
主席亨利·皮若尔教授认为,如果每年做的乳腺癌手术不到 30
次,医生和护士的实践锻炼就不够。很显然,手术做得少肯定会
影响医术。所以患者有权了解主刀医生的资历,一名好医生也会
乐意回答病人的问题。

❸ **手术技术是不是先进**　外科技术发展很快,现在 80% 以
上的胆囊切手术都是利用腹腔镜完成的,但是还有一些医生不采
用或只是阶段性地采用这种现代化的外科手术技术。同样,不需
卧床即当天手术当天出院的做法也日益得到推广,特别是在眼科
和耳鼻喉科。所以,求医时最好选择采用先进医疗技术的医院。

❹ **了解手术的相关情况吗**　主刀医生必须明确向病人解释
清楚自己的治疗方案,把它与其他可能的方案做一比较,详细说
明手术可能带来的危险,因为没有哪个手术是绝无危险的。这些
情况医生可以向患者口头介绍。

❺ **需要再次会诊吗**　在动大手术前,患者要求再次会诊以
最后核实手术方案是完全可以理解的。如果是急诊或小手术,当
然就没这个必要。假如医生对自己的诊断和医术很有信心,他会
提供必要的材料,甚至推荐同行,使会诊顺利完成。

❻ **如何麻醉**　除非急诊,否则必须在术前数天做麻醉前检
查,术前几小时麻醉师还得再做一次检查。另外,术后病人还得
在观察室观察数小时。只有严格遵守规定程序,才能保证万无一
失,因为麻醉也是有危险的。

❼ **医院有急救小组吗**　有些外科大手术,术前必须观察一段
时间,病人在出现并发症的时候可以立即得到救治。在做心脏、
结肠或胸腔手术时,这种安全措施更是必不可少。

❽ 如何避免住院期间感染 任何人去医院都有可能被感染，为慎重起见，选择医院时应该注意一个基本条件，就是医院的管理要正规、严格。

❾ 如何缓解术后疼痛 术后用吗啡的限制已经取消，患者可以要求医生开止痛剂镇痛。

❿ 术后谁负责追踪病情 术后往往很难再见到手术医生，偶尔来一趟也是来去匆匆。一位好医生应该在术后密切关注病人病情变化，并责成主管医生负责继续追踪患者的病情。

术前应做哪些检查

❶ 常规检查 术前常规检查的目的是为了全面了解病人的身体健康状况，评价病人对手术的耐受能力，以便采取有效措施预防术后并发症，预测治疗效果。一般来说，病人入院后要进行血、尿、粪三大常规检查。

血常规检查：通常在指端采血，有点疼痛，需有思想准备。

尿常规检查：尿样应取晨起第一次尿，因为晨尿浓度高，不受饮食和药物影响，结果也较为准确。

粪常规检查：用竹签采集有代表性的粪便（蚕豆大小即可）标本，注意不要混入尿液和阴道分泌物。

❷ 术前四查 术前四查是指手术前对患者进行乙肝、丙肝、梅毒、艾滋病的相关病原学检查。术前四项检查不仅可以有效分清责任，防止医疗纠纷，而且有利于及时发现并治疗疾病，预防母婴艾滋病感染和医源性感染，从而有效保护医护人员和其他患者。

❸ 其他检查 如病人体质差，病情严重，或手术较大时，往

往还要检查心、肺、肝、肾等重要脏器功能和水、电解质平衡情况。在这种情况下，一般需要抽血化验。清晨空腹时，血液内的生化成分稳定，故可选择此时进行抽血；B超检查脏器时，也要求在空腹状态下进行；了解胆囊收缩功能，要先进食 2～3 个煎鸡蛋；膀胱及妇科检查时，要提前喝大量的水，并憋尿使膀胱充盈；作胸透或拍片时，衣服上不要有金属饰物；年老体弱病人在术前检查时，应有专人陪同。

手术前不要随便服中药

有些人在手术前，担心自己的身体虚弱，难以抵挡手术后对体质造成的影响，就提前服用一些"补"药，以增强抵抗力；有些人还患有其他的疾病，平时一直在服用一些中成药治疗。这种情况是很常见的。但是美国研究人员研究发现有些草药可能会对手术中的麻醉以及手术后的恢复造成不良影响。现介绍其中4种。

❶ **麻黄**　麻黄是一味辛温发汗药，具有发汗平喘的功效，常用来治疗呼吸道疾病。服用麻黄的病人如果以后再用氟烷麻醉时有发生手术期室性心律失常的危险。要求手术前至少 24 小时停用该药。

❷ **大蒜**　大蒜是一味中药，在心血管病人中服用是很常见的。大蒜用量大了会抑制血小板聚集，影响了凝血机制，会引起手术后的出血。要求病人至少在手术前 7 天停用。

❸ **银杏**　银杏已广泛地应用于心脑血管疾病的防治中。对需手术的病人则要考虑的是银杏对血小板活化因子的抑制，由于这种作用可改变血小板的功能，造成手术后的出血。要求至少在

手术前 36 小时停用银杏。

❹ **人参**　人参是一味大补元气的中药，能增加免疫力和抵抗力。近来的研究还发现人参可降低餐后血糖。应用人参对手术前禁食的病人可引起出乎意料的低血糖。其次，人参还可延长凝血酶的凝血时间，增加手术后出血危险性。要求至少在手术前 7 天停用人参。

手术前后注意事项

手术的成败和患者是否做好心理和身体的准备有很大的关系，患者和家属应积极配合医护人员遵医嘱做好手术前的一切准备工作。

1. 能活动的患者术前做好个人卫生，保持皮肤清洁。

2. 手术前是否吃了东西，是否发热、咳嗽，女性月经来潮等等，都应该真实地告诉医生，让医生了解是否会因为这些因素影响手术和麻醉的质量与安全。

3. 去手术室前必须除去发卡、饰物、贵重财物、假牙、假发、隐形眼镜，以免手术过程中这些东西可能导致的不利影响。

4. 手术日早晨应解大便，躺上送往手术室的推车前应解尽小便。有的手术要求插胃管或尿管，这些管子多少有些不适、但要忍受，不可随意将其拔除。

5. 患者手术前，护士要为患者打术前针，测体温、脉搏、血压等，故不宜离开病区。若为连台手术应耐心等候。

6. 手术后可能出现的感觉有全身疲乏无力、疼痛、腰部酸痛、紧张、失眠，可以用调整卧位，应用止痛、镇静药物，温水擦洗，局部按摩等方法减轻。

7. 在病情允许情况下要鼓励自己勤翻身，早下床，可预防褥疮，加强胃肠蠕动，减轻腹胀，增加肺通气量，减少肺部并发症，还有利于排尿，防止尿潴留。

8. 下床的技巧：先将身体移近床边，单腿钩住床沿，同侧肘部撑在床垫上，翻身坐起，穿鞋，下床。

术前禁食禁水很重要

医疗常规要求手术病人术前 12 小时要禁食（术前 1 天的晚餐后），术前 4～6 小时要禁水。这是因为在麻醉状态下，手术操作会刺激腹膜或内脏，再加上麻醉药物对消化系统的影响，可引起患者呕吐。病人由于麻醉作用，呼吸道的保护功能已减弱或消失，所以呕吐的胃内容物可被误吸入呼吸道。若误吸入肺，会导致吸入性肺炎；若阻塞呼吸道，则会威胁病人生命。另外，呕吐还可能污染手术台。

病人和家属都应该充分了解术前禁食、禁水的重要意义，积极配合医生和护士的工作。倘若术前禁食、禁水时间不够或又吃了东西，则应及时报告医生，以便推迟手术时间甚至取消该次手术，并重新进行术前各项准备。

手术不同 流食各异

流质膳食是术后营养康复的重要手段，但病种和手术不同，相对应的流食也各异，常见病术后流食的选择如下：

❶ 口腔疾病　术后由于口腔功能不全，进流食时间应长，需注意能量及营养的补充，流食应细软、多样化，口服或鼻饲如混

合菜泥、肉泥、鱼丸、牛奶、蒸蛋羹、碎面条等流质或浓流质，避免食用辛辣、油腻、粗硬等刺激口腔的食物。

❷ **扁桃体切除**　术后唾液中常带血丝，应多食用冷牛奶、冷藕粉、冰淇淋等冷流质饮食，并多饮冷开水，以起到收缩血管止血、清洁口腔咽部等作用。忌食过咸、过酸、过热的流质食物，避免刺激创面，引起疼痛，不利于止血。

❸ **胃大部或全胃切除**　术后由于吸收障碍，易引起营养失调和贫血，同时手术吻合常有黏膜水肿，因此术后要供给高能量、高蛋白和富含维生素、含铁较高的食物，且要选稀薄、残渣少、易通过吻合口的菜汤、米汤、鸡汤等食物。

❹ **肝胆手术**　由于胆汁分泌减少，脂肪消化吸收受影响，因此应控制油脂的摄入量，以免引起腹泻。宜食用蛋清汤、肝泥汤、米汤、藕粉、桂圆汤等以碳水化合物为主且脂肪少的流食。

❺ **腹部手术**　肠蠕动减慢，应食用不胀气的流质饮食，如鸡蛋汤、咸米汤、蒸蛋羹等，避免食用牛奶、豆浆、豆腐脑及过甜的流食，以免因食物产生气体而加重腹胀，增加伤口疼痛与不适。

❻ **直肠和肛门手术**　应食用无渣流食或清流食，如蒸蛋羹、烂面条、稀粥、鱼丸、麦乳精、豆腐脑等，尽量使患者不解大便，使伤口保持清洁，减少感染和疼痛，利于伤口愈合。

需要强调的是，由于流质膳食所供给的能量、蛋白质及其他营养素都比较缺乏，是不平衡膳食，因此不应长期食用。

手术前后用点云南白药

对800多例手术患者（主要是腹部手术）进行观察，研究结果表明，手术前后服用云南白药胶囊，既可以减少手术中出血，明显减少输血量，降低医疗费用，又可减少手术后伤口渗血，从而促进伤口愈合。

当然，至于患者在手术前后服用云南白药的剂量和疗程，应在专科医生指导下服用。

手术前后应戒烟

法国专家进行的最新调查显示，手术前后吸烟的患者发生并发症的风险是不吸烟患者的 3 倍，这些并发症主要包括创面皮肤疤痕、手术器官愈合不好以及骨折后恢复缓慢等。

吸烟的患者，如果能保证在手术前 6 ～ 8 周不吸烟，以及在手术后 3 周～ 3 个月即创面或骨骼愈合期内不吸烟，其发生并发症的风险就不会增加。当然，手术前后戒烟时间越长，越有利于身体恢复。

嚼口香糖有助术后早出院

比利时的一项医学研究指出，咀嚼口香糖有助病人在接受腹部手术后较快恢复肠道系统正常功能，减少住院的时间。

该研究显示，嚼口香糖的病人平均在手术后 63.2 小时就开始出现肠道系统收缩现象，远较不嚼口香糖的病人（平均 89.4 小时）出现肠道开始恢复功能的现象迅速。此外，嚼口香糖的病人在手术后腹部胀气的时间仅为 65.4 小时，也比一般情况下的 80.2 小时要短。

老年人手术前要三学

❶ 学排尿　老年人开刀后由于伤口疼痛，全身无力，加上不习惯卧床排尿，常感尿液排不出来，积存在膀胱里。所以老年人开刀前要练习睡在床上排尿，而且旁边有人时也能排出小便（因有些人在排尿时，旁边有人就排不出来）。在开刀后，稍感到有尿意，就要立即排尿。不要因惧怕疼痛，等到膀胱过度膨胀时再去排尿。

❷ 学咳嗽　老年人常患慢性支气管炎。开刀后伤口疼痛，受麻醉影响或不习惯卧位咳嗽，常出现有痰留在气管内无力咳出的现象。而开刀后咳嗽可以及时排出气管分泌物，防止肺部感染。所以，老年人开刀前要学会卧位咳嗽、吐痰。练习时可卧在床上，双手按在拟定开刀的部位，尽量深吸一口气后，再用力咳嗽、吐痰。

❸ 学呼吸　老年人开刀后若痰液吐不出来，可堵塞支气管，使肺泡发生萎缩造成肺不张。为预防肺不张发生，老年人开刀前要进行深呼吸锻炼。若是腹部开刀的老年人，要练习胸式深呼吸，即呼吸时主要是胸部随呼气、吸气而起伏。若是胸部开刀，则练习腹式深呼吸。在开刀后，经常做深吸气、翻身、动动手脚等活动，就可减少肺不张的发生。

全麻手术应做的准备

一般来说，体质相对稍好的病人，接受全身麻醉，如果其他条件都满足，可以马上手术。但是如果一个人有心脏病、脑血管病、代谢系统疾病如糖尿病等，术前的检查不仅要一应俱全，还要将病人的身体调整到符合接受麻醉的状况，才能手术。

除此以外，还有一些平时身强力壮的成年人，平时没有发现过慢性病，但却有某些潜在疾病，就在这时被检查出来了，身体能不能适应麻醉的考验，也需要反复检查，耐心等待。

对于高血压、心脑血管病人，麻醉会使他们的血压急剧降低，即使用了升压药，其升压效果也不会太好，病人的生命就可能结束在手术台上。这时，麻醉医生就会建议用一定时间给病人补液。

如果病人需要手术，而医院迟迟没给安排，最好了解是不是在为全麻做准备，然后积极配合。

全身麻醉不会影响大脑

不少病人在手术前担心全身麻醉会影响大脑，其实这是没有必要的。因为处于全麻状态时，痛觉消失、肌肉松弛、反射活动减弱等既可以控制，又可能逆转，其抑制强弱与药物在体内的浓度有关。当麻醉药物从人体内排出或在体内被破坏后，病人即逐渐清醒，不会留下任何后遗症，所以也就不会影响脑的记忆功能。

目前，许多手术多选用全麻加持续硬膜外麻醉的复合麻醉方法。利用全麻药物效果好的特点，加用持续硬膜外麻醉，可减少全麻药物的剂量，从而提高全身麻醉的安全性；持续硬膜外麻醉效果虽然欠佳，但对呼吸系统无影响。两者优势互补，使得全麻更加安全、可靠、有效。

重大手术前患者家属签字的意义

外科手术是治疗许多疾病的重要手段，但一些与生命攸关的重大的头、胸、腹部等大手术却在手术前需要患者家属签字，在手术知情同意书上签字是大手术前必须履行的手续，这不是医生借故推卸责任，而是让医患双方对疾病进行再认识，得到相互理解，避免不良后果，而且一旦出现意外情况，也有利于医疗事故鉴定委员会进行公正裁决。

手术的主要目的是抢救病人的生命，但从另外一方面来说，它又是一种人为的创伤，使人的机体和精神受到一定损伤，有时还会发生意外，达不到理想的效果，有的还会发生并发症和给患者生活带来不便，为了取得病人及家属的理解，医生会在术前就病人为何需要手术治疗、怎么手术、术中可能出现哪些意外向患者家属说清楚，一旦发生不测，让家属有思想准备，保证手术继续进行，防止术后发生医疗纠纷，有利于医护与家属互相配合协调关系，取得最佳医疗效果。

先天性疾病的最佳手术时机

❶ **唇裂**　一般在出生后 3～10 个月施行矫正手术最好。此时婴儿对外界环境已适应，局部解剖清晰且弹性好。若到周岁后手术，唇部组织开始萎缩，畸形就不易矫正了。

❷ **舌系带过短**　为不使孩子发音、说话受影响，最佳手术治疗时间为出生后 6 个月内。

❸ **先天性斜颈**　如孩子出生后就有斜颈，可在医生指导下

进行非手术治疗，包括局部热敷、按摩手法拨正和固定头部等。如患儿已超过 1 周岁，应及时手术治疗，切不可超过 6 ～ 8 岁。

❹ **先天性心脏病**　对动脉导管未闭的患儿，一般在 2 ～ 6 岁时手术；心房间隔缺损的患儿，一般在 2 ～ 3 岁以后手术较为适宜；室间隔缺损的患儿，若症状明显，则在 1 ～ 3 岁进行手术为最佳。

❺ **脐疝**　一般能自愈，若 2 岁时仍显得很大即应手术。

❻ **腹股沟斜疝**　一般 1 岁前有自愈的可能，1 岁后不愈者即可手术。

❼ **隐睾**　原则应尽早施行手术治疗，但婴幼儿时期隐睾还有下降的可能，故手术最佳时间应选在 5 ～ 6 岁进行。

❽ **包皮过长**　包皮过长是婴幼儿正常现象。先天性包茎绝大多数会自行消失。后天性包茎多因炎症损伤所致，包皮形成瘢痕性挛缩，可在炎症控制后手术治疗，一般以 4 ～ 5 岁时做手术为宜。

脑胶质瘤别急着手术

脑胶质瘤是源于神经上皮组织的恶性肿瘤，极少向颅外其他脏器转移，也很少在脑内扩散。但该病患者平均生存期只有 1 ～ 2 年，中位脑胶质瘤患者平均生存期仅 10 ～ 12 个月。这是因为胶质瘤的癌细胞呈"韭菜样"增殖特征，手术切除肿瘤后，残留的癌细胞会迅速增殖，极易复发。

手术切除肿瘤细胞的总数量即便是 99.999％，残余的 0.001％ 也会迅速增殖，脑胶质瘤的增殖周期为 3 ～ 7 天。如果没有把握从根本上控制肿瘤增殖，急着手术实际上是乱捅"马蜂窝"，反而会使肿瘤浸润范围增大，癌细胞恶性程度增高。

因此，脑胶质瘤的第一次治疗方案应慎之又慎，不能贸然手术切除。一些重要部位和功能区的低级别胶质瘤，位置深的小体积胶质瘤患者，完全可带瘤生存。

眼科病人手术前做哪些准备

首先，要有充分的心理准备。在手术之前，病人应做好充分的心理准备，要明白手术是治疗疾病的方法，要相信医生，不能因为惧怕手术而轻易放弃治疗。同时也应该认识到手术存在一定的风险，术前可与医生多交流，多听听医生的建议，对自己的疾病有一个了解，并积极配合医生治疗，把风险降到最低。

其次，了解术前的各项检查。为了保证手术的安全，一般术前都要进行全面的身体检查，其中包括血常规、尿常规、肝功能、血糖、出凝血时间、心电图、胸部 X 光片以及艾滋病抗体检测等。另外，还需要进行眼部的详细检查。

最后，为了有效地减少术后感染概率，术前要进行泪道冲洗，局部应用抗生素眼药水点眼 2 ～ 3 天。手术前几天应清淡饮食，手术前一天晚上应保证充足的睡眠。

屈光手术前注意事项

首先明确由于工作和生活中的种种不便，不希望依赖眼镜矫正视力。然后医患充分沟通，选择合适的手术方案，明确术后预期状态和各种可能出现的问题。

对于准分子激光手术而言，年龄应在 18 周岁以上，近视度数稳定，200～1000 度的近视、400 度以下的散光是较为合适的对象。

另外，接受激光手术的患者必须接受全面详细的术前检查，排除所有可能的禁忌证，如圆锥角膜、干眼病和青光眼等。对于一些有活动性病变的情况，如结膜炎、睑缘炎、角膜炎等应先予以治疗。

如何应对白内障术后不适感

术后有轻微刺激症状，如畏光流泪、异物感等属正常反应，它会慢慢缓解或消失。白内障术后应让病人尽量多休息，可坐起或缓慢行走，不要俯卧位。避免食用刺激性食物，避免低头、咳嗽，并且应保持大便通畅。术后次日应遵医嘱点眼药水，每天 4～6 次，注意手的清洁，以免引起外源性感染。出院后仍应按时用药。三个月内应在咳嗽、剧烈运动时多加小心，以防对患眼产生不良压力，并要防止外伤。出院后一个月内每周复查以后可每月复查一次，连续三次。

哪些人不宜做白内障手术

患以下疾病的病人不宜做白内障手术：

1. 高血压病人。高血压患者的血压控制不稳定，收缩期血压达 170mmHg 或超过 170mmHg，舒张期血压超过 100mmHg 者。半年内患有心肌梗死、严重的冠心病、心肺功能不全和脑血管疾病等均不适宜进行手术。

2. 糖尿病患者。血糖较高、尿糖达 ++ 或以上者，如不能有效地控制血糖水平就进行手术，很可能发生不测。如果血糖过高，手术中容易发生出血。手术后的炎症反应较大，伤口容易发生感染，愈合迟缓或不良，甚至可由于手术本身或麻醉的应激诱发酮症酸中毒的发生。

3.患有齿槽脓肿、鼻窦炎及颜面、眼周围部皮肤化脓性炎症等不宜手术。眼周围的炎症病灶可能成为手术感染的来源。

4.活动性葡萄膜炎、慢性泪囊炎、角膜内皮变性及患有严重损害视力的眼病所致的视功能不良者不宜手术，另一眼已失明者也宜慎重。

眼部手术后别按摩

青光眼、白内障、角膜移植、准分子手术等创伤性手术，术后均不适宜按摩，即使是抹眼霜时也要小心，不做按压，术后半年至一年内眼保健操也尽量不做，否则眼球受压迫，会产生诸如角度变化、压迫伤口、妨碍愈合等后果。

牙科手术前的心理调适

严重的牙病常需手术治疗，但有不少患者对牙科手术存有严重的恐惧心理。为保证牙科手术的正常进行，牙病患者有必要进行术前的心理调适。

❶ **转移注意力** 现在有不少牙科候诊室均为患者安排了视听节目或提供电影欣赏，其目的是让患者转移注意力，消除恐惧感。患者也可自己阅读小说、杂志，或听随身听，可达到同样的目的。

❷ **学会放松训练** 患者可戴上耳机，在医师的引导下，进行全面的肌肉放松和深呼吸训练，必要时还可使用生物反馈仪监测患者身体的紧张和恐惧程度。没有条件诊所，可让患者学会自我放松，如盘腿静坐、默数呼吸或心跳等。

❸ **建立融洽的医患关系** 如果你对牙科治疗感到紧张和恐惧，事先应将自己的感觉告诉牙医，这也是克服恐惧的第一步。如果你是患者的父母，无论如何也不能对患者的恐惧感流露出不满或厌恶，应当让孩子理解医师的好意，并且帮助自己的孩子与医师建立起信任感，以利于消除患儿的紧张和恐惧。

冠状动脉搭桥术后切口不适莫紧张

手术切口愈合后，通常会有不同程度的疼痛，并且局部有时发红，通常在 2～3 个月后会消失，有时以上情况会超过半年，可以到医院进行检查，如没有异常就不必担心。但是如果切口出现较严重的疼痛、红肿以及有分泌物从切口流出，这时，应尽快去医院请医生处理。冠状动脉搭桥的病人，通常在腿部有一个切口，在休息和坐位时，可抬高下肢，这样会利于减轻腿部的不适或肿胀。如果胸部或腿部的切口疼痛不适，可热敷 15～20 分钟，也可口服一些止痛药物，但是如果切口一直疼痛，最好到医院就诊。

如果切口疼痛比较厉害，可以尝试双肩前耸，以减轻疼痛，但不可长时间保持这样的姿势。术后的正确姿势是：当身体直立或坐位时，胸部应尽可能挺起，将两肩稍向后，尽管保持这种姿势，在术后早期有点不适，但在切口愈合的这一阶段中，局部组织尚有弹性（像橡胶绷带似的），但切口一愈合成疤痕就失去了弹性，如果没有愈合阶段保持正确的姿势，当挺起胸站直的时候，会有胸部被勒紧的感觉。

腹腔镜术后的注意事项

1.腹腔镜手术一般需要全身麻醉，术中要建立二氧化碳气腹，麻醉和二氧化碳都可能引起病人术后不适，如恶心呕吐等，因此术后 6 小时内应保持头向一侧平卧，防止在没有完全清醒的情况下发生呕吐物误吸。

2.术后可能出现腹部疼痛，但多数病人疼痛轻微，且 24 小时后可基本缓解，无需注射止痛药物。

3.一般术后 6 小时后可吃流食。胃和结直肠手术后，患者要等到排气、拔除胃管后，在医生指导下逐渐进食。

4.胆囊切除、阑尾切除等手术一般 6 小时后即可下地小便，结直肠等大手术因插有尿管和监护仪器，第二天才可下地活动，拔除尿管后自己排尿。

5.手术切口一般术后换药一次，应保持清洁干燥，10 天后可以洗澡。

6.腹腔镜胆囊切除术，术后第二天即可出院。

胆结石手术前后应注意的问题

胆结石术前不可进食油腻食物。因为脂肪要靠胆汁消化，胆囊遇到油腻食物就会剧烈收缩，容易使较小的胆囊结石或泥沙状结石阻塞胆囊颈部或胆囊管，造成剧烈腹痛，严重的可引起急性胆囊炎，甚至导致急性胆管炎或胰腺炎。

不要盲目服用排石药物，以免带来严重的胆道和胰腺并发症，如坏死性胰腺炎及急性化脓性胆管炎。

胆结石病人术后第一天需禁食，因为肠胃功能尚未恢复；胆管结石手术后的病人则要禁食3天。恢复饮食后，一般在6个月内吃一些清淡的食物。术后要按医嘱定期复查，看看有没有遗留问题。因为有时胆囊切除了，在胆囊管、胆总管可能有残留的结石存在，可能累及肝脏。

胆道手术出院后注意事项

1.养成良好饮食习惯，宜清淡、易消化、低脂、高维生素、高热量饮食，忌暴饮暴食，少吃动物内脏、豆腐等易致结石食物，多饮水，每日饮水在2000mL以上。

2.肥胖者应减肥，但不可减肥过快，要采取控制饮食加运动的科学方法，每月减体重1kg左右。糖尿病患者应遵医嘱坚持治疗。

3.若有残余结石需带管出院时，应注意保持腹部伤口清洁干燥，定时到当地医院换药，勿淋浴，观察大小便颜色。如有寒战、发热、黄疸、腹痛应及时回医院治疗，6周后回医院经胆道镜取石后拔管，并配合中西医排石、溶石治疗。

4.3～6个月定期B超复查。

糖尿病病人手术注意事项

当糖尿病病人并发外科疾病而需要手术治疗时，因外科疾病，加上病人精神紧张、麻醉、手术等因素，使肾上腺素、糖皮质激素等抗胰岛素的激素分泌增多，血糖增高，少数病人可诱发酮症及酮症酸中毒。因此，糖尿病病人术前应做好充分的准备，以降低术后并发症和死亡率。

1. 病人至少应在术前3天入院，检查血糖、尿糖、尿酮体、电解质、肾功能、二氧化碳结合力及血脂、心电图等，以对血糖控制情况、心肾功能（尤其是肾糖阈）有比较清楚的了解，对合理应用胰岛素有指导意义。

2. 轻型糖尿病病人，血糖控制良好，做消化道以外不影响进食的小型手术，可继续用原来的口服药物治疗。

3. 大型手术后须禁食，胃肠减压者，或甲状腺切除、骨折等手术而原来口服降糖药治疗者，需在术前改为胰岛素治疗，以便于调整。

4. 手术中及手术后应严密观察血糖、尿糖、尿酮体、电解质及肾功能的变化，需输注葡萄糖时应加用胰岛素，可按3～6g葡萄糖给1单位胰岛素计算。

5. 术前血糖控制标准，一般空腹血糖在8.3mmol/L以下，24小时尿糖定量低于10g，无酮症的情况下，可进行手术治疗。

前列腺增生手术后注意事项

❶ **术后观察** 指手术后的几小时至一两天的时间，密切观察，测量血压、脉搏、呼吸与体温。病人清醒后如有疼痛可适当应用止痛剂。如病人尚未清醒，应防止病人躁动，以免影响伤口、引流管、输氧、输液等治疗。

❷ **导尿管护理** 保持导尿管的通畅，记录尿量，并及时清倒连接导管容器，保持容器清洁。

❸ **伤口护理** 手术后的头几天，伤口多半放置引流物，将里边的渗液引流到体外，所以伤口容易潮湿，应该及时换药，防止伤口感染。

❹ **饮食护理** 手术后两天，大部分病人可以开始进食，应该按流质、半流质、软食与普食的步骤逐步增加，不要吃不易消化的食物，也不要急于滋补。

❺ **康复护理** 术后早期，指术后 2～3 天开始到两周左右时间，以休养为主，但病人应逐步增加活动，例如改变体位、多翻身、活动四肢等。术后两周，由于一些导管已陆续拔除，因此，病人可起床活动，并锻炼自己排尿。

前列腺切除术后注意事项

❶ **小心膀胱痉挛性疼痛** 前列腺增生术后一般用生理盐水持续膀胱冲洗，可能会引起膀胱痉挛性疼痛，此时患者一定要配合护士，一般需持续冲洗 3 天。患者家属应做好患者的心理疏导，转移和分散患者的注意力；也可咨询医生后使用止痛剂或镇静药物来减轻症状。有些医院有镇痛泵，前列腺增生术后患者可以使用，能够减少术后膀胱痉挛性疼痛的发生。

❷ **导管护理** 术后妥善固定导尿管，将导尿管用胶布固定于右大腿内侧，患者右腿不能弯曲，尽量少翻身，尤其是术后 6～8 小时内。术后要用复合碘棉球擦拭尿道口，每天 2 次，防止尿道口感染。术后 3 天，导尿管就可以停用，拔除导尿管后会有排尿疼痛和轻度排尿困难，患者要有心理准备，应多饮水，多排尿，以免尿路感染。膀胱造瘘管一般放置两周后拔除，拔除后要用凡士林纱条填塞，应注意局部的清洁及纱条的稳固，防止漏

尿及瘘管形成。

❸ **不要让腹压过高** 术后患者肛门排气后，给予低渣饮食。一般第 2 ~ 3 天进普食，常应用缓泻剂（如番泻叶 5g 用开水冲泡当茶饮），保持大便通畅；如果有呼吸道感染要请医生给予氧气、雾化吸入，防止因咳嗽所致腹压升高。

❹ **出院后家庭康复** 平日患者要多饮水，保持在每天 2500 ~ 3000mL，尿量保持在每日 1500mL 以上；多食富含纤维素的食物，如新鲜蔬菜、水果，以保持大便通畅。避免剧烈运动和体力劳动，以免增加腹压；按医嘱口服抗生素；尿色稍有血色，可根据医嘱口服止血剂，并多饮水；根据医生要求每 3 ~ 6 周做一次门诊检查，发现尿道狭窄时及时行尿道扩张治疗。

治疝必须早手术

疝是一种常见病、多发病，任何人均有可能发生。但相对而言，老年男性的腹股沟疝和中老年肥胖女性的脐疝最为多见。疝的发生有先天因素，也有后天诱因，其中以慢性咳嗽、便秘、前列腺肥大或肝硬化腹水的患者更易发生。

除了部分婴幼儿的先天性脐疝外，其他疝都不可能自愈，只有通过手术才能治愈。通常情况下，疝修补并不复杂，在外科只是个小手术，且安全可靠。但如果确诊后不及时手术，疝会越来越大，从而增加手术难度和发生急症的危险性。例如，腹股沟疝可进入阴囊，使原本不复杂的手术变成难度大、风险高的手术；患者可因咳嗽、屏气解大便等原因使得肠段突出后不能回入腹腔，导致急性肠梗阻。

因此，一旦发现疝，应及早进行治疗，避免延误治疗时机和并发症的发生。

什么情况下不宜做腹外疝手术

1. 老年患者全身情况不佳，不能耐受手术者。

2. 患者有明显引起腹内压增高情况而尚未获得适当治疗者，如习惯性便秘、排尿障碍、慢性咳嗽或哮喘等。

3. 患者有较重的全身疾病，如心血管病，肺、肝、肾功能不全，糖尿病，癌症等。

4. 局部皮肤有感染者。

5. 巨大的疝修补困难，或者没有适当修补材料及术前准备不足者。

但如果是嵌顿性疝或绞窄性疝患者，仍然需要立即手术。

人造肛门术后注意事项

1. 注意排气。禁食3～4天，待肠蠕动恢复，会有肛门排气，此时人工肛门排气是指有气泡从造瘘口溢出，要注意观察。

2. 为了防止排出大便有恶臭，病人宜吃酸奶、藕粉等食物，避免进食蛋类、蒜、葱、虾等食物，以防止食物消化吸收后产生臭气。

3. 注意会阴部伤口的护理。术后会阴部伤口可用 0.5g 高锰酸钾加入 2500mL 温水坐浴，每日 2 次，坐浴后更换敷料。利于减轻或消除会阴及肛门部的充血、炎症、水肿和疼痛，保持清洁舒适，预防伤口感染，促进伤口愈合。

4. 学会换袋方法。由于人工肛门无正常肛门的收缩功能，初期排便无感觉，不能控制，故使用人工肛门袋。换袋时，宜取坐位，袋内积粪要及时倾倒清洗，避免感染，减少臭气；取肛袋时，应从上环轻轻掀起，防止损伤皮肤。

5.大便成形及养成定时排便的习惯后，病人就可以在每天排便后用棉垫将造瘘口盖好，用绷带固定。

哪些人不适合做吸脂术

1.精神不正常及心理不健康者。

2.有内脏器官疾病者，如高血压、冠心病患者。

3.有吸烟嗜好，停止吸烟不到两周者。

4.长期服用抗凝血药物、降压药物及激素类药物，停药不到半月者。

5.年龄在60岁以上的老人。

6.身体未发育成熟的青少年。

7.继发于其他疾病的继发性肥胖，包括下丘脑性肥胖、甲状腺功能过低性肥胖等。这类病人须针对原发病变进行治疗。

全子宫切除术后注意事项

1.术后卧床休息，但要多翻身，以防肠粘连。术后3天可以起床排便。1周后可在室内适当活动。

2.肛门排气后可以进半流质、清淡、易消化食物，不要吃过甜、油腻、易胀气的食物。待肠胃功能恢复后，给予有营养的食物，如鸡、鸭、鱼、肉等，不要单喝汤，还要吃些新鲜蔬菜。

3.术后1～2周可能有少量阴道流血，不必紧张，卧床休息即可。

4.术后要保持大便通畅，半年内避免重体力劳动，尤其是要增加腹压的活动（如提重物、下蹲等）。

5.术后1～2个月到医院检查，以了解伤口愈合情况。保留卵巢者宜每年做一次妇科检查。

6.全子宫切除术不影响性生活，一般术后4～6个月可以恢复性生活。

手术后吃什么

手术后的人往往身体虚弱，胃口也不好，但身体又需要足够的营养来补充能量，皮肤也需要养分来加速愈合。那么，在饮食上应该注意些什么呢？

首先，应保证摄入足够的蛋白质，如瘦肉、鸡肉、鱼肉、鸡蛋、豆类食品等，同时还要摄入一些淀粉类的物质，如面条、米饭、土豆等。蛋白质和淀粉是产生能量并使皮肤、肌肉和骨头新生的重要物质，还能够帮助病人增强体质，刺激循环系统，使机体的修复功能得以正常运转。

新鲜的水果和蔬菜也是很有益的东西，它们富含植物纤维，对防止手术后的便秘有好处。维生素C、β胡萝卜素和其他一些必需的营养物质，也对伤口的修复有很好的作用。

如果胃口实在不好，可以尝试每天吃5餐，在正常两餐之间吃水果，哪怕只是半个苹果，或者在午饭或晚饭时增加一些蔬菜。下午还可以喝一些自制的汤，如韩国大酱汤、什锦蔬菜汤、蘑菇玉米汤等，以在两餐之间补充体力。病人还可以常备一些巧克力和坚果类食品，也能为身体提供能量。

此外，摄入锌会加速伤口愈合。因此，应该根据医嘱每天补充些硫酸锌或葡萄糖酸锌。同时建议补充适量的维生素 D，尤其对于体内维生素 D 含量较低的老年人来说，也有利于伤口愈合。

什么是会诊、留观、随诊

❶ **会诊** 病人挂了某一科的号，医生检查后认为不属于本科诊治的疾病，写了详细的病史、检查记录后，再写上"请某科会诊"。这是医生对待病人负责任的做法。对某一种病症，医生在本科范围内难以确定诊断，就采用"会诊"的办法，体现了各科之间对疾病既有分工，又有合作，这对病人有利。病人切不可误以为是"内科推外科，外科又推妇科"。

❷ **留观** 所谓留观，是让病人不要回家，留在观察室由医生继续观察病情变化的意思。例如外科医生认为病人症状很像急性阑尾炎，但还没有十分的把握，不会立即动手术，如果让病人回家，又怕迅速发展为阑尾穿孔。于是常采取留观的办法，等一两个小时，看看病情的变化。如能确定是急性阑尾炎，就做出立即手术的决定，如不像急性阑尾炎，就会让病人离院。总之，需要"留观"的病人，切不可未经医生的同意自行离开医院。

❸ **随诊** 所谓随诊，是告诉病人注意随时到医院就诊。例如有位病人诉腹部脐周围疼痛，医生检查后，一时不能确定是什么疾病，就给病人开了一些药，告诉病人当腹痛的部位、程序有变化时，可随时再到医院挂号就诊。再如有位女士婚后，月经过期未来，请妇科诊断是否怀孕。检查时没有得到怀孕的证据，医生认为可能是检查的日子太早了，嘱其回家，如月经来了，则不是怀孕，如仍未来，可隔一段日子再来挂号检查。

什么是住院检诊查房制度

当病人由门诊进入病房后，首先由护士负责接待。每个科有护士站（护士办公室），有值班护士，负责为病人安置好床位，并简单询问病情，同时测量体温、脉搏、呼吸和血压，填写病历牌和床头卡，向病人介绍住院规则、病区生活制度和病区环境等有关情况，然后通知分管医生检诊。如为危重病人，接到门诊通知后，值班护士会立即通知医生，做好紧急处置的准备工作，病人一到就立即投入检诊抢救，并根据需要，报请主治医师或科主任共同检诊。

检诊是指医护人员对新入院病人进行的初步诊查工作。通过检查，了解病情，明确诊断，提出最佳治疗方案。对所有住院病人都实行"三级检诊"，即由经管医师、主治医师和正、副主任医师检诊。他们之间既有分工，又有协作，做到按级负责，各司其职。按规定，对入院的病人，医生一般应在2小时内进行检诊，详细询问病史，认真进行体格检查和辅助检查，做出初步诊断，下达医嘱。主治医师和主任医师对上述处置作必要的审查、补充和修改。如果是中午或晚间入院，检查工作就由值班医生进行，待经管医生上班后，再去病房查看病人，为病人写入院病历。

病人入院后，经管医生除手术当日外，每天上午都要查房，了解病人的病情变化和生活情况，进一步明确诊断，修改治疗方案，做好病人的思想工作，同时检查医疗、护理工作完成的情况，发现问题及时纠正。经管医师每天还要对当日手术和重点（重危、疑难、待诊、新入院）病人进行巡视。病人入睡前由值班医生、值班护士普遍巡视，夜间由护士对重点病人进行巡视，主治医师每周至少查房 2～3 次，对所分管病区的病人分组进行查房和重点查房，尤其对重危、诊断未明、治疗效果不好的病人，要重点进行检查与讨论，听取病人的陈述，了解病人的病情变化，检查医嘱执行情况及治疗效果，最后决定出院或转院问题。科主任每周查房一次，解决疑难病人的问题，审查医生对新入院、重危病员的诊断和治疗计划，决定重大手术及特殊检查治疗，检查医疗护理质量。

何为住院分级护理制度

卫生部统一制定了分级护理标准和要求，即对不同病情的病人，实施相应的护理和照顾的制度。等级护理共分为四级，即特别护理（特护）、一级护理、二级护理和三级护理（普通护理）。病人入院后，由医生根据病情决定护理等级，下达医嘱，并分别在住院病人一览表和病人床头卡设不同标记，提示护士根据医嘱和标记具体落实，护士长进行督促检查。

❶ **特别护理（特护）** 用大红色标记，凡病情危重或重大手术后的病人，随时可能发生意外，需要严密观察和加强照顾。特护的都是重危病人，但重危病人不一定都要特护，特护派专门护士昼夜守护，有时需把病人搬入抢救室或监护室。按照特护计划，定时测量体温、脉搏、呼吸、血压，密切观察病情，记录饮食和排出物的量，进行基础护理和生活护理，翻身按摩等。

❷ **一级护理** 用粉红色标记，表示重点护理，但不派专人守护。按规定，对一级护理的病人，护士每隔 15～30 分钟巡视一次，既了解病情和治疗情况，又帮助饮食起居。根据病情需要，

帮助病人更换体位、擦澡、洗头、剪指（趾）甲等。

❸ **二级护理**　用蓝色标记，表示病情无危险性，适于病情稳定的重症恢复期病人或年老体弱、生活不能完全自理、不宜多活动的病人。对二级护理病人，规定每 1 ～ 2 小时巡视一次。在这之间，如病情有变化或有特殊需要，病人可用呼吸电铃叫医生或护士。

❹ **三级护理**　是普通护理，不作标记。对这个护理级别的轻病人，护士每 3 ～ 4 小时巡视一次。

住院病人不宜常回家

有关专家忠告，住院病人经常回家吃饭、睡觉，很不妥当。原因是，病人在住院时，由于病情变化快，特别是心脏病、高血压病等，随时会出意外。

现在每个家庭中都是杂事繁多，病人回家后难免会影响情绪，加上来去匆匆，也直接影响医务人员的治疗效果。其次，还容易发生药物不良反应。病人输完液就回家，万一有什么副作用发生，家里人又不懂，或受条件的限制及时间的耽搁，往往得不到及时救治而造成不良后果。另外，还容易发生交叉感染，病人如果经常从病房到家中来来往往，无意中可能会将病毒及细菌带给家里人。

看病时哪些费用需自负

按照规定，基本医疗保险不予支付费用的诊疗项目有：

❶ **服务项目类**　挂号费、院外会诊费、病历工本费；出诊

费、检查治疗加急费、点名手术附加费、优质优价费、自请特别护士等特需医疗服务。

❷ **非疾病治疗项目类** 各种美容、健美项目以及非功能性整容、矫形手术等；各种减肥、增胖、增高项目；各种健康体检；各种预防、保健性的诊疗项目；各种医疗咨询、医疗鉴定。

❸ **诊疗设备及医用材料类** 应用正电子发射断层扫描装置（PET）、电子束CT、眼科准分子激光治疗仪等大型医疗设备进行的检查、治疗项目；眼镜、义齿、义眼、义肢、助听器等康复性器具；各种自用的保健、按摩、检查和治疗器械；各省物价部门规定不可单独收费的一次性医用材料。

❹ **治疗项目类** 各类器官或组织移植的器官源或组织源；除肾脏、心脏瓣膜、角膜、皮肤、血管、骨、骨髓移植外的其他器官或组织移植；近视眼矫正术；气功疗法、音乐疗法、保健性的营养疗法、磁疗等辅助性治疗项目。

❺ **其他类** 各种不育（孕）症、性功能障碍的诊疗项目；各种科研性、临床验证性的诊疗项目。

门诊留观费用怎样结算

门诊留观费用由参保人员用现金付清，有关的医疗单据参保人员要妥善保管。

门诊留观费用有两种：

1.急诊抢救，并且随后收住院治疗。

2.不符合第一种的其他情况。

对于第一种情况，住院前留观7日内的医疗费用由基本医疗保险统筹基金支付。如果没有留观，直接收入住院治疗，当日的急诊抢救费用也纳入基本医疗保险统筹基金支付范围。这些费用，要在出院的下一个月，由用人单位汇总后，并填写《医疗保险门急诊（药店）费用审核结算凭证》，附有关医疗单据到区县医保中心审核结算。

有关医疗单据中包括收入院证明、处方底方、专用收据。

区县医保中心将这些费用和同期的住院费用一并审核结算。

对于第二种情况，医疗费用的结算按照一般门诊医疗费用办理，符合大额医疗互助条件的，按相应的标准报销。

出院时四个问题要弄清

出院后，有些病仍然会卷土重来。因此，出院前，病人应细心向医师讨教，以把好几道自我保健的关口。

1.疾病是否痊愈，出院诊断和入院诊断是否一致，这种病复发的可能性有多大。

所谓痊愈是指疾病被完全彻底治好。能痊愈的病，一般是指某些急性病和急性传染病及经手术治疗的某些外科病。很多严重慢性病，只是临床症状消失，多为基本治愈。有些病则是好转，如肝硬化合并肝腹水，只是腹水消退；心脏病并发心力衰竭，只是心衰得到控制。对这些，病人在出院前都要弄个明白。

2.出院后是否应坚持服药，用药过程中如何正确使用这些药物。

这是预防疾病复发的一道关口。这个问题不弄清，常会导致病情恶化、复发。不用药、乱用药、不遵医嘱，都不利于巩固疗效。

3.对于容易复发的疾患，应了解复发或恶化的信号，以便及早发现复发或恶化。了解这一点，可以避免拖延就诊治疗时间，防止严重后果的出现。

4.需要了解隔多长时间上医院复查一次，重点复查哪些项目。

一般来说，未痊愈的病都应定期复查，而不能凭自我感觉来决定是否要上医院复查，否则会错过及时治疗、抢救的良机。

如何核对住院收费清单

1.有的检查、化验项目虽然开了单，但由于种种原因没有做，有可能照样收费，应仔细核对。

2.吸氧根据流量大小而有不同收费标准。吸氧流量改变的时间最容易出错，比如昨天是大流量，今天是小流量，往往会出现小流量照收、大流量收费不变的情况。

3.看有没有分解内容多收费。比如已收取导尿费，又另外分别收取导尿管和治疗费。

4.看有没有降低标准变相多收费。如特级护理要求由专人护理，医院如没有派出专人则不应按特护收费。

5.注意核对一次性耗材。如口罩、手套不应向患者收取费用；不应额外收取垃圾袋费，这些已在排污费中收取；注射时如因漏液、堵塞等原因造成重新更换物品的，也只能收取一次注射器费用。

6.从一个科室转换到另外一个科室，或从一个病房变换到另一个病房的时候往往出现收费混乱问题，要多加注意。

7.医生调整药方、换医嘱的时候收费容易出错，要仔细核对用过的药和清单上的计费是不是一样的。

病家应该享受的权利

❶ **享受医疗的权利**　当人的生命受到病痛折磨甚至死亡威胁时，人人都享有受到治疗使生命得以延续的权利。这种权利是神圣的，它不受患者种族、出身、地位、职业等因素的限制，任何人都不能无视这种权利。

❷ **认知疾病的权利**　患者在意识清醒状态下，有权知道有关自己的病情、诊断、治疗、病愈情况。在不损害病人利益的情况下，医务人员应对患者实情相告。但这种认知权是有条件、有限度的，它以有利医疗、保障病人利益为前提。

❸ **知情同意的权利**　在对患者的整个治疗过程中，病人有权接受或拒绝某种治疗，医务人员不能强迫患者做某种治疗。患者有权拒绝各种有益或无益的医学试验。

❹ **保守秘密的权利**　患者有权要求医生为自己因配合治疗而吐露的个人隐私保密。医生若是将患者的隐私泄露给他人，就是对患者权利的侵害。

❺ **监督自己医疗权利实现的权利**　对于自己的健康和生命受到威胁而得不到有效的保护和治疗，患者有权向有关部门反映提出批评直至追究有关人员的法律责任。

❻ **免除一定的社会责任和义务的权利**　由于疾病使身体承担社会责任和义务的能力减弱，患者可根据病情及身体状况，要求免除一些力所不能及的社会责任和义务，如强体力劳动、高空作业、恶劣的工作环境等。

如何界定"大处方"：

※ 无菌手术或非感染手术，超麻醉诱导期使用抗生素。专

业人士解释，无菌手术或非感染手术，在手术前半个小时——麻醉诱导期内已输入了防止感染的抗生素，而在麻醉诱导期之后的3小时之内再使用防止感染的抗生素，就属于"大处方"（免疫功能低下者除外）。

※ 同一患者同时使用两种以上机制相同的药物。

※ 病情不需要时，超疗程、超剂量用药。

※ 使用与疾病治疗无关的药物。

※ 医保患者出院时超量带药。

※ 为医保患者攒药。

有了这六大特征，医患双方都很容易判断"大处方"。例如，个别大夫给普通的感冒患者看病，既用了青霉素又用了阿莫西林，两者都是抗菌药物，这就是"大处方"。又如，本来用3天药就可以了，却开出了5天的药量，也是"大处方"。看感冒时，医生却开出了降压药等等，都属于"大处方"。

遇到医疗纠纷如何寻求帮助

当发生医疗纠纷或医疗事故时，家属应及时复印保存好相关证据（病历、检查化验结果等），为日后理论、医疗事故鉴定等提供凭据。另外，有以下三种解决途径可供大家参考。

❶ **不愿打官司先协调** 出现问题后，可以先找医院进行协调。为确保结果的相对公正，个人可向当地卫生厅或卫生局相关部门申请参与协调。

❷ **协调未达成可做医疗事故鉴定** 如果与医院的协调未能达到一致，患方和院方可共同到医学会申请医疗事故鉴定。如是患方单独提出要进行鉴定，则不能直接去医学会，要通过委托卫

生局或卫生厅进行申请医疗事故鉴定。申请时效为 1 年。

❸ **问题严重可通过法律途径解决**　若问题比较严重，患者可找专业律师或自行向法院提起起诉，时效期为 1 年。

医疗保险理赔要注意

医疗保险是指被保险人在保险有效期间，因疾病所发生的各种医疗费用，或因疾病所致残疾或死亡，保险公司依照合同的规定给付赔偿的一种保险。

医疗保险通常都有一个等待期，一般为投保之后的 1 个月，在此期间，不管是一般疾病治疗，还是住院治疗等，都不能获得保险公司的赔偿。对某些特殊的疾病，等待期的时间会更长，一般为 3 个月。这样做的目的，是为了杜绝投保人带病投保，使保险公司蒙受损失。

医疗费给付的补偿性原则：有些投保人的医疗费损失，可以在不同的保险公司或者其他地方获得赔付，但这种赔付是非重复性的。就是说投保人如果在两家保险公司分别投保了医疗保险，就只能在一家保险公司获得责任范围内的赔付，不能同时得到多家公司的重复赔付。如果一家保险公司不能完全赔偿，则由另外的保险公司负责剩余部分的赔偿。

医疗事故如何赔偿

❶ **医疗费**　按照医疗事故对患者造成的人身损害进行治疗所发生的医疗费用计算，凭据支付，但不包括原发病医疗费用。结案后确实需要继续治疗的，按照基本医疗费用支付。

❷ **误工费** 患者有固定收入的，按照本人因误工减少的固定收入计算，对收入高于医疗事故发生地上一年度职工年平均工资 3 倍以上的，按照 3 倍计算；无固定收入的，按照医疗事故发生地上一年度职工年平均工资计算。

❸ **住院伙食补助费** 按照医疗事故发生地国家机关一般工作人员的出差伙食补助标准计算。

❹ **陪护费** 患者住院期间需要专人陪护的，按照医疗事故发生地上一年度职工年平均工资计算。

❺ **残疾生活补助费** 根据伤残等级，按照医疗事故发生地居民年平均生活费计算，自定残之月起最长赔偿 30 年；但是，60 周岁以上的，不超过 15 年；70 周岁以上的，不超过 5 年。

❻ **残疾用具费** 因残疾需要配置补偿功能器具的，凭医疗机构证明，按照普及型器具的费用计算。

❼ **丧葬费** 按照医疗事故发生地规定的丧葬费补助标准计算。

❽ **被扶养人生活费** 以死者生前或者残疾者丧失劳动能力前实际扶养且没有劳动能力的人为限，按照其户籍所在地或者居所地居民最低生活保障标准计算。对不满 16 周岁的，扶养到 16 周岁。对年满 16 周岁但无劳动能力的，扶养 20 年；但是，60 周岁以上的，不超过 15 年；70 周岁以上的，不超过 5 年。

❾ **交通费** 按照患者实际必需的交通费用计算，凭据支付。

❿ **住宿费** 按照医疗事故发生地国家机关一般工作人员的出差住宿补助标准计算，凭据支付。

⓫ **精神损害抚慰金** 按照医疗事故发生地居民年平均生活费计算。造成患者死亡的，赔偿年限最长不超过 6 年；造成患者残疾的，赔偿年限最长不超过 3 年。

医保报销五步骤

目前城市的医疗保险门诊和急诊医疗费报销基本程序包括以下五个步骤:

第一步,医保患者到医院看病交付医疗费用后,拿到医疗费用单据,然后把医疗费用单据交到所在单位。

第二步,由医保患者所在的企业或社区医保所负责医疗费用报销的人员把医疗费单据录入电脑程序中,并打印出明细表。

第三步,单据上报所在区县的医保机构,经医保机构审核后,按照规定比例进行报销。

第四步,报销后的金额总数返回单位财务账户上,到账后由负责医疗费用报销的人员列出个人具体明细金额报给财务。

第五步,由单位财务支付给患者。

警惕看病吃药五大陷阱

❶ **扩大进销差率销售药品** 按有关政策,医疗机构的药品不得超过规定的最高零售价格或者加价率最高不得超过 15%。部分医疗机构的实际加价率超过了 15%。

❷ **分解项目重复收费** 有的医院采取多计住院天数、多计一次性材料件数、重复计算诊疗次数、多计检查部位等手段重复收费。

❸ **扩大范围收费** 有的医院收取健康咨询费、建立健康档案费,对未使用病床的门诊输液者收取床位费等。

❹ **小病大治,强制服务强行收费** 部分医院对住院病人血

液检查化验时，不管是否必要，普遍采取多项检查，捆绑收费。如"生化全项""肝功能全项"等。

❺ **重复收取一次性材料费**　有的医院在收取手术费后，又重复收取一次性套管针等材料费。

部分医院惯用的十大阴招

❶ **虚假广告欺骗患者**　随着工商局对这些违法广告进行集中清理和查抄，不少骗人的民营医院似乎消失了。他们并不是真的规范了，而是避开锋芒，把虚假广告做到了网上。

❷ **花钱伪造证书、奖杯**　不少民营医院在网上或医院的墙上挂出五花八门的认证，甚至不乏患者送来的"妙手回春""再生父母"之类的感谢锦旗，可谓逼真，不知情的人还真就拿它当回事了。其实，这些认证，只要花钱都能做到。

❸ **拉部队大旗作虎皮**　有些民营医院选择了部队医院做幌子，借助人们对解放军医院的信赖招摇撞骗。在不正规的民营医院中，"解放军某专科医院"是最常见的。

❹ **诊治性病超范围**　性病应归皮肤科范畴，但民营医院往往把它归到泌尿科和妇科里，在书写病历时也往往不写明是性病，而是写成前列腺炎或妇科炎症，以逃避检查。

❺ **医院"专家"资质难辨**　民营医院不为人们接受，很大一部位原因就在于它们的"专家队伍"。网络上、医院里到处张贴的专家简历很唬人。普通医生客串专家的、走穴医生到处行医的比比皆是。

❻ **免挂号费、10元B超猫腻不少**　不少民营医院打出的都是平价牌，挂号3元或免费，B超只要10元，5元做心电图等，

目的是先吸引患者上钩，然后再想方设法让患者多掏钱。在平价背后，医院的行医还存在不少猫腻。

❼ 夸大病情没病说有病　一些民营医院把没病说成有病、小病说成重病的目的有三：一是更具欺骗性和隐蔽性，由于各个医生对同一病症的见解和诊断有不同见解，因此病人即使发现上当，也因无法提供有力证据而吃哑巴亏；二是可以提高单个病人的医疗费用，因为上民营医院看病的病人有限，为保证高额利润，必须做到来一个宰一个；三是营造治愈率高的假象，以吸引更多的病人。

❽ 中药掺西药提高身价　几乎在所有人的心中，中医都是信誉的象征，而不少民营医院正是利用了人们这种心理，把坏主意打到了药上。这样一来可以靠"中药"打诚信牌，二来还能吸引更多有病乱投医的人买药。

❾ 祖传秘方、专利产品开道　这是利用祖传秘方的神奇效果及专利技术的独家方法作掩护设置的骗局。

❿ 皮包医院打一枪换一地方　去年卫生部很多编外的"皮包医院"没有医院的实体，打一枪换一个地方。到医院看病，下次再去复查那个科室竟然没有了。这样的事情非常普遍。

这些医生不可信

❶ "名医"型　这类所谓的名医大多年龄较大，靠所谓"名气""光环"而来的。比如自费出境参与某某研讨会后，便摇身一变成了亚太地区某某研究会副会长兼首席顾问。他们多数活跃在攻克癌症、糖尿病或性病领域。

❷ "保票"型　这种医生总是以直爽诚恳的面目出现，他会

举一反三，滔滔不绝地给你上医学启蒙课。他会反复讲，尽管放心，你的病包在我身上了。当前几轮治疗措施不灵时，他总能找到合适的借口，让你总是失望而来，希望而归。

❸ **"热情"型** 他们可能懂一点心理学，知道多数患者的内心渴求。如此医生的热情，瞬间便能笼络住患者的心，病人会即刻对医生产生亲近感和信任感。一些糊涂的患者错误地以为热情的医生就是好的医生，但也不能被这种热情的圈套所俘获。假如你碰上过分"热情"的医生，千万小心点。

❹ **"魅力"型** 这样医生的外在特点是果断自信，极富感染力。具有这种魅力外表的医生很容易说服患者，使患者对其产生信心，并获得安全感。不考察他医术的高低，一味盲从轻信，等到醒悟过来是被他的魅力所骗，为时已晚。请切记，医生不仅是凡人，而且同样优劣并存。一门心思钻研业务的人不会在外表上刻意修饰，矫揉造作。假的真实与真的真实终究是有区别的，要用心观察，多动脑筋才是。

如何识别伪中医

在被查处的虚假医疗宣传、违法医疗机构中，不少是打着中医旗号的。下面四大特点就是盗名中医的伪科学。

❶ **号称能将某项指标迅速转阴** 中医的特点是治人而不是治病，通过调整人体机能达到祛病或与疾病和平共处的状态。中医在治疗过程中考虑的是怎样保护病人的正气，减少药物对人体的伤害。因此只要是正规中医，绝对不会把治疗的重心放在指标的转阴上。

❷ **能迅速起效的"纯中药制剂"** 很多免疫系统疾病，西医

治疗要用激素，病人因此选择看中医吃中药。但唯利是图的非法医疗机构却在"纯中药"中加了激素，所谓的"速效"实际上是激素的作用。因此，病人对宣称能"速效"的、成分不明的、能"取代激素"的"纯中药"要多加小心。

❸ **只摸脉就知道长没长瘤** 经常有人说"某某中医很神，光摸脉就知道哪儿长东西了"，这其实非常不科学。中医从来要求四诊合参，四诊包括望、闻、问、切，摸脉只是其中之一。现在，正规的中医都能很好地掌握现代检查方式，会在明确西医诊断的前提下根据病人体质、疾病的性质实施中医辨证，再开中药。把中医诊法中的一项拿出来故弄玄虚，或者放着可以准确发现疾病的现代方法不用，都不是正规中医的科学态度。

❹ **所有的病人都吃一种药** 中医讲究辨证论治，就是根据每个人不同的病性、体质、症状"量体裁衣"。所以中医一般会主张吃汤药而不是吃成药。因此，如果患者去某个体诊所，发现它不仅"专攻"一种病，而且给很多患者吃的是一种早就制备好的、"最近研制"的中药，或者用的是同一张差别不大的方子，很有可能只是打着中医的旗号卖药。

如何识别"医托"

"医托"就是那些在大医院附近游荡，见到前来就诊病人就主动出击，以三寸不烂之舌说动病人，并介绍病人或直接带病人去他事先联系好的医院和医生那里看病，从中获取丰厚提成的人。

下面是他们骗人常用的三招：

第一招：与人套近乎 为取得病人的信任，"医托"一般以患者或患者家属的身份与病人套近乎。

第二招：诉说假经历　取得病人的任信后，"医托"接着以"亲身经历"谎称大医院不但贵而且治不好，某医院的某教授是治这种病的专家，便宜又有疗效，将病人骗至目的地。

第三招：用高价药骗钱　在诊室，与"医托"联手的"医师"开出一些只是十分普通便宜的中草药，却以高价卖给病人。

医托常用的骗人伎俩

❶ **亲情式**　这类"医托"打着为亲人看病的幌子，在医院里窜游，寻找目标。当他们锁定目标后，通过交谈，先获得病人的好感与同情，通过"同病相怜"博得患者的认同和信任，再将患者领到所要去的诊所去诊治。

❷ **家族式**　几个"医托"往往是一个家族的，他们装着相互不认识，等到患者后，先是与患者聊天，待时机成熟的时候，他们轮番而上，围绕患者的病情"献计献策"，最后"忽悠"患者去他们指定的诊所。

❸ **碰巧式**　这类人员，往往假装在街上巧遇患者，经过与患者交谈，知道患者的心理需求后，按照患者的要求，将患者带到指定诊所内。

❹ **隐秘式**　这类"医托"往往比较隐秘，一般很难发现，他们多出现在医院周围，行动比较诡秘，还有部分人员与医院的医生有牵连，他们达成协议，利益分成，这类"医托"最为隐秘，祸害也最大。

❺ **神秘式**　这类"医托"通过卖关子、搞神秘、故弄玄虚等方式，向患者吹嘘一些神秘的医生与药物，抓住患者治病心切

的心理，干扰患者的判断，达到欺骗的目的。

❻ **内托式**　现在有个别医院的医生，与社会上一些药店"勾结"，在病人看病后，所开的处方在医院里拿不到药，只有到他指定的药店里才能拿到，然后医生再向药店提取"回扣"。其实他们开的药物并没有特殊疗效，而且往往价格挺贵，完全是坑害患者。

检查与化验

医学影像检查前应做的准备

同样是医学影像检查，有的病人一次性成功，而有的病人却来回好几趟，由此可见，患者在做医学影像检查时确实有所讲究。

❶ **除去异物**　当打算进行医学影像学检查时，首先你要做的是去除拍摄部位的一切异物。比如，要进行胸部 X 线照片时，就要去除项链、胸针等所有金光闪闪的衣物饰品，其目的是为了防止异物伪影影响影像诊断。如果进行 CT、磁共振检查时，金属异物不仅能影响影像质量，而且在做磁共振时会因金属异物产生一定的热量，灼伤你的肌肤。

❷ **空腹前往**　有的医学影像检查前要做到不吃、不喝，如做上消化道钡餐时就得这样。此外，当医生怀疑有肠梗阻、肠穿孔、急性胰腺炎的病人及做 CT 血管成像或怀疑结石存在时也是不吃、不喝。

❸ **吃饱喝足**　也有的医学影像检查要喝足量的"水"才能进行检查，如腹部的 CT 检查、肾脏的 CT 检查，还有膀胱、前列腺、妇科等影像检查。

特殊检查前的注意事项

许多检查有严格的要求，病人必须按要求进行准备，否则将影响检查的进行并影响检查的结果，下面是几种常见检查的注意事项。

❶ **心电图检查**　检查前应安静休息 5 分钟左右，不能在跑

步、饱餐、冷饮或吸烟后进行检查，这些因素都可以导致心电图异常，从而影响对疾病的判断。做饱餐试验及双倍二级梯运动试验检查前，还应于检查当日禁食。

❷ 脑电图检查　在检查前 1 天要洗头，且不能使用发油。检查前 24 小时要停止服用镇静剂、兴奋剂及其他作用于神经系统的药物，以避免检查时形成假象，影响检查结果的判断。脑电图检查必须在饭后 3 小时内进行，如检查前不能进食者，则要听从医生的安排，口服 50g 糖粉液或静脉注射 50% 葡萄糖 40mL，以防因低血糖而影响检查的结果。

❸ 甲状腺吸碘试验　检查时必须是空腹，检查前不能服用含碘制剂或吃含碘量丰富的食物，如海带、海蜇、紫菜等。

❹ 肾图检查　检查前一定要排净小便，不得饮茶和咖啡，不能服用利尿剂。

❺ 纤维内镜检查　支气管纤维镜检查前 4 小时则要禁食、禁水，以免因检查刺激引起呕吐。戴有活动假牙者，检查前一定要取下，防止检查过程中假牙脱落而误入气管或食管内。胃镜检查前 6 ～ 8 小时要禁食，防止插管时呕吐和影响检查所见，检查前还要排空大小便。肠镜检查前 3 天应吃少渣饮食，检查前 1 天服泻药，检查前 3 小时要灌肠，以排空肠腔内的粪便。

❻ CT 检查　做腹部 CT 检查前必须禁食禁水，以免形成伪影，影响 CT 图像质量。其他部位 CT 检查则不必禁食禁水。

❼ 选择性心血管造影　检查前 3 ～ 4 小时禁食。认真练习医生教给的检查中所需要做的动作，如吸气、闭气，以配合检查。

❽ 胆道造影　做口服造影剂检查时，检查前 1 天中午要吃脂肪餐，使胆囊内的胆汁排空，晚餐以无油高糖饮食为好。晚餐后 7 时左右要按医生吩咐服用造影剂，然后禁食。做静脉造影检

查时，同样于检查前 1 天的中午吃脂肪餐，检查当日早晨禁食。如果有急性炎症、发热、腹痛、急性黄疸等，待好转后再做此项检查。

❾ **泌尿系及男性生殖系造影**　检查前 1 天的晚餐应吃软食，此后就要禁食，检查前 1 天的晚上还要服泻药以清除肠腔的积气、积粪。检查之前要排空小便。

❿ **女性生殖系统造影**　在检查之前，要排净大小便，未解大便者要灌肠，还要剃除阴毛，清洗阴道。

⓫ **化验室检查**　抽血做生化指标检查时，应在早餐前抽血，这样查出的结果较为准确。尤其是检查肝功、血糖、血脂等项目，对于空腹的要求更为严格。

如何选择体检项目

不管是谁，参加体检，基础项目必不可少，这些项目一般包括：身高、体重、血压、脉搏；内、外科常规项目；妇科常规项目；血常规；尿常规；肝功能、ALT（即 GPT）；血脂、空腹血糖、肾功能、心电图、乙肝表面抗原、X 光胸片、B 超（肝、胆、脾、胰、肾）等。

另外，不同的人群，必须在基础项目外有针对性地增加检查项目。

❶ **老年人**　机体出现衰退，应在常规项目外，尽可能多地增加包括心脑血管病及各种早期肿瘤在内的检查项目。

❷ **中、青年人**　在医生指导下，根据工作压力现状，适当增加有关检查项目。

❸ **有各种慢性疾患的人**　根据疾病种类，尽可能在该病范

围内全面彻底地进行检查。

❹ 有家族史的人 根据实际情况，有针对性地增加相关检查项目，也有必要做相关肿瘤和基因检测。

❺ 特殊行业的人 应在医生指导下，选择相关检查项目，更应增加有针对性的亚健康检查项目，如微量元素、重金属含量测定等。

个性化体检项目有哪些

❶ 心脏运动平板试验 35 岁以上的人可以增加该项目，观察心脏是否存在隐患。

❷ 脑部 CT 经常头晕、头痛、胸闷的人，可以做一个脑部CT 检查，帮助早期排查脑梗死、脑出血。

❸ 骨密度 40 岁以上，腰部、骨盆、背部如有疼痛的症状，就需要检查骨密度，提早防治骨质疏松。

❹ 餐后血糖 40 岁以上、饮食不规律、有糖尿病家族史、肥胖、高血压的人，除了查空腹血糖外，还应做餐后 2 小时血糖的检测。

❺ 颈部正侧位 X 线片 经常感觉颈部隐隐作痛、活动不灵活，或者时常落枕的人，应该拍一个颈部正侧位的 X 线片，观察颈椎的情况。

何时选择检查有讲究

英国医学专家研究发现，不少医学检查的结果受到检查时间的影响，因此，在解释检查结果时必须考虑到这一因素。

抗原过敏反应的皮试，如青霉素皮试，其阳性发生率一般在早晨最低，而晚上临睡前一般为早晨的 3 倍；呼吸道通气试验白天效果佳，夜间效果差。此外，有些检查数据受检查或采血时间的影响。例如测定血浆肾上腺素皮质激素考的松的浓度，清晨较高，下午和晚上较低；动态血压监测中，白天与晚上血压平均值的正常范围也不相同。因此，判断部分检查数据是否异常，需采用不同时间段的正常值标准。

体检应该咋安排

体验的内容很多，究竟何时开始，间隔几年，做哪些检查，都要视情况而定。医生建议，成年人应每年或至少两年做一次体验，有些病甚至在二三十岁时就能从体验中查出。

18 岁成年后就要定期测血压。定期测血压可以早期发现高血压病，以便及早治疗。高血压不一定有头昏、头晕、耳鸣、眼花等症状，不能只根据症状判断有无高血压。30 岁以上定期测血脂。40 岁以上定期测血糖。有这些疾病家族史或有风险因子者就应尽早开始体验。例如工作、生活紧张者警惕高血压；体胖、营养过剩者警惕高血脂；年老、体胖者警惕糖尿病等。

妇女在 20 ~ 39 岁应每 3 年请专科医生查一次乳房，40 岁以上每年一次，有乳腺癌家族史的半年一次，以排除乳腺癌。女性只要有性生活了，就每年要做一次妇检，做一次宫颈刮片，以排除宫颈癌和其他妇科疾患。

男性 50 岁以上应每年检查一次前列腺，包括肛门指检及抽血查前列腺特异抗原，以排除男性高发的前列腺疾患。

此外，一些慢性病人，如已患有心脑血管病、糖尿病、肝炎、哮喘、胃病等疾病的患者，他们可能在医生的治疗下病情暂时得到缓解，但仍应定时进行复诊和检查。糖尿病病人至少每一个月要检查一次血糖，并检查是否有合并症发生。乙肝病人每半年要查一次肝脏 B 超，以便能及早发现肝脏的病变。胃病病人每年应做一次胃镜检查。

定期进行全面的健康体验，是自我保健的重要方式之一。但体检并不是万能的，它只是一个初步的筛查过程。体检中一旦发现异常，就应及时咨询医生，看是否要做有针对性的专项检查，并请医生进行相应的治疗和饮食指导。

健身前应做哪几种体检

进行强度较大的健身运动之前，最好先去做一次体验，以便对自己的体质有所了解，减少或避免恶性事故的发生。

❶ **心电图**　目前常规体检项目中，心脏一般靠心电图来检测。但心电图通常只能检测出心律失常、心肌梗死等显性的、处在发病期的心脏疾病。

❷ **运动平板试验**　在一个类似跑步机的仪器上进行跑步运动，随着时间的增加，逐渐提高跑步的速度，使心脏负荷达到较高程度，观察心脏是否存在隐患。一般约 10 分钟。

❸ **动脉硬化检测**　有条件的话可以接受一种叫做动脉硬化检测仪的仪器检测。通过检测脉搏搏动波、测量手腕和脚踝部血压，可早期诊断和筛查出动脉硬化。

❹ **骨密度检测**　绝经前期的妇女（45 岁左右）和 50 岁左右的男性，以及不经常运动、有烟酒嗜好者，做一次骨密度测定很重要。其可测定骨钙含量，诊断骨质疏松，预测骨折阈值。医生

据此可认定被检测者是否适宜强度较大的健身运动。

 "装备"好了再去体检

体验时，多数人都经历过这样的尴尬场面：量血压时，袖子撸不上去，心慌气急之下，本来正常的血压也发生了异常的波动。因此，为了得到最准确的体检结果，一定要"装备"好了再去做体检。

❶ **女性莫穿紧身内裤** 穿着丁字裤或是紧身内裤非常不合适，可能引起局部分泌物增多，影响妇科检查结果，最好是穿宽松的平角内裤。而胸罩则应该穿无钢圈的，以免在做胸透或拍 X 光片时留下阴影，影响检查结果。

❷ **外衣最好是系扣的** 穿套头衫是最笨的选择。这是因为在做心脏听诊、心电图以及乳房检查等项目时，医生会要求你露出上半身，此时，前系扣的上衣能让你从容自在地接受检查，而不是尴尬地把后背全部露出来。

❸ **穿裙子比穿裤子方便** 做妇科检查时是一定要脱裤子的，而做腹部检查和 B 超时，虽不用全脱，也需要露出腹部。所以穿裙子比较方便，但不要穿连衣裙。

❹ **最好穿不系带的鞋** 体验时，一些如胸透、妇科、B 超等项目难免要频繁地脱鞋穿鞋，这个时候，系鞋带的鞋子就显得很麻烦，而不穿系带的鞋是最佳的选择。

❺ **体检前要注意细节** 专家建议，体验前 3 天内应保持正常的生活状态，不喝酒，不吃油腻、辛辣的食物，不过度劳累和过量运动，否则可能影响肝功能指标。而对于女性，除了要避开月经期外，在检查前 24 小时内不要冲洗阴道，以免把不正常的

分泌物冲洗掉，影响医生的诊断。

查体前该如何饮食

❶ 检查血糖前两天忌吃高糖食物 一般人检查血糖前1天尽量少食高糖食物，但对于老年人，为保证检查结果的准确性，最好在检查前两天就不要进食高糖食物了。

❷ 检查血脂、肝功前3天不吃高脂、高蛋白饮食 除检查前3日内不吃高脂类食品外，肝功能检查前24小时内不宜饮酒，否则会影响肝功能检查结果。

❸ 检查肾功能前3天不大量进食高蛋白食物 尿素氮和血肌酐是肾功能的重要指标，这两项检查同样会受到饮食的影响，特别是尿素氮，在大量蛋白摄入后，其在血液中的含量将明显增加，血肌酐值也会升高。为排除饮食的影响，查肾功能前3天应当避免大量进食高蛋白食物。

❹ 确诊高血压前1～3周进低盐饮食 在高盐饮食（每日10g以上）1～3周后，正常人中有15%～42%会出现血压升高。为避免误诊高血压，检查前1～3周要进低盐饮食，每日盐的摄取量不应超过6g。

❺ 做心电图、脑血流图前24小时内禁酒 在24小时内，酒精可使血流加速、心跳加快，甚至诱发心律失常。因此，做心电图检查前24小时内一定要禁酒，以免造成误诊。饮酒后做脑血流图会出现脑血流加快，造成血管异常的假象。

健康体检要做哪些化验

医学专家认为，定期体验是早期发现疾病、减少医疗开支、保证身体健康、延年益寿的最佳方法。专家建议，年龄在 35 岁以上，无论男女，每 1～2 年应做一次健康体验。体检是为了发现一些健康隐患，及时排除产生疾病的危险因素。但体检并不是万能的，它只是一个初步的筛查过程。体检中一旦发现异常，就应及时咨询医生，看是否要做有针对性的专项检查，必要时请医生进行相应的治疗和生活方式的指导。

对于从事不同职业的人，体检内容应有所区别。如知识分子要注意心脑血管疾病和亚健康状态等，体检项目应针对高血压、冠心病、糖尿病、脑血管疾病、青光眼、更年期综合征和肿瘤等。不同年龄的人体检的重点也应有所区别，中年人要注意血压、血脂、血糖检测，早期肿瘤的监测和眼底及前列腺检查；老年人定期检测的项目主要有体重、血压、眼底及胸部拍片、甲胎蛋白测定、大便隐（潜）血试验、肛门指诊等。

体检不能忽视的细节

不少受检者对体检的一些细节认识不足，重视不够，因而出现种种疏漏，导致体检的效果打了折扣。

❶ **空腹采血有讲究** 几乎人人都知道抽血当天早晨要空腹，但严格地说，抽血前应空腹 12 小时，即前一天晚上 7 时之后就不宜再进食，只允许喝适量的水，而且在体检前三天应注意饮食结构。如果大吃大喝，摄入了过量的脂肪和蛋白质，就可引起化

验结果异常。

还有些人严格执行抽血前空腹的规定，连控制高血压和糖尿病的药物也一律停掉。如果病情较轻，突然停药也许并无大碍，但若病情较重，则可能引起疾病发生反跳现象，如血压异常升高、发生糖尿病性昏迷等。因此慢性疾病且长期服药控制病情的患者需要体检时，应向医生咨询可否停药，以免发生不测。

❷ **验尿最好留晨尿**　晨尿由于较为浓缩，其红细胞、白细胞和尿蛋白等指标的检出率相对较高。但很多人都是到了留尿样之前采用大量饮水的办法促进排尿，这样做十分不妥。因为大量饮水后，尿液比较稀释，红细胞、白细胞和尿蛋白等指标的检出率可能会降低，从而影响结果的可靠性。如果觉得憋着尿赶去体检不能接受，可在家中自备干净容器事先收集晨尿。

❸ **不要随意舍弃检查项目**　体检表内设定的检查项目，既有反映身体健康状况的基本项目，也包括一些针对常见疾病和恶性疾病的特殊检查项目。如肛门指诊检查，对发现 40 岁以上受检者直肠肿物具有重要意义。但是有的受检者因怕麻烦或害羞而自动放弃检查。若受检者真的病变，也就失去了早期诊断和治疗的最佳时机，其后果不言而喻。

❹ **别忘陈述病史**　病史，尤其是重要疾病病史，是体检医生判定受检者健康现状的重要参考依据。医生会据此采取疾病的干预和康复措施。因此，陈述病史要力争做到客观、准确，不遗漏重要疾病。

❺ **莫轻视体检意见**　体检结论是对受检者健康状况的概括和总结，体检意见是主检医生根据各科体检结果，经过综合分析，对受检者开出的健康处方，对纠正不良生活习惯、预防和治疗疾病有重要的指导意义。但有些受检者对体检的内容和结果较为重

视，却忽视了体检意见，没有仔细阅读和认真实施，因而易使健康体检失去意义。

如何做一次有质量的体验

如何做一次有质量的健康体检？对于第一次做体检的老年人，医生提出了以下几条建议：

❶ **该做哪些检查** 一般情况下，要针对老年人的常见病、多发病做相应的检查。为了能做到花最少的钱办最有意义的事，对于不明白的检查项目，你可以询问医生为什么要做这项检查。

❷ **找谁来为你做体验** 最好找正规的大医院，因为大医院的医疗设备先进，医护人员的水平较高且操作熟练，可以保证检查过程的安全性和数据的准确性。

❸ **谁来给你看化验单** 做完相关的检查以后，应该找各个专科的医生来为你解释相应的检查结果，一旦发现有异常情况，可以及时给你提供专业的处理意见。

❹ **多长时间做一次体检** 健康体检提倡每年要做一次，这样可以做到早期发现、早期治疗。

年龄不同体检重点各异

18 岁以上

查睾丸：男性至少每月自查一次，以早期发现睾丸癌。热水浴后，自查睾丸有没有肿块，是否有增大或其他不寻常的表现，如有，应马上去医院细查。

查宫颈：虽然女性通常应在 25 岁以后进行子宫颈涂片检查，

但较早有性行为的女性，最好能提前进行，并保持三五年一次的频率，以期尽早发现宫颈癌。

25～34岁

测血压：从这时开始密切关注血压，一旦超过140/90mmHg，就有导致心脏病和中风的可能。

查血糖：血糖检测也很重要，它可早期发现2型糖尿病。

35～44岁

查血脂：通常每5年进行一次。如果你有心血管疾病家族史，则更应该经常检查。

肝功能检查：能及早发现肝硬化、肝癌或黄疸。建议每5年做一次，如果你经常大量饮酒，检查的频率应该更高。

肺部检查：预防肺癌、哮喘及慢性阻塞性疾病。每5年进行一次，如果你是烟民，应该缩短检查间隔。

45～59岁

心脏检查：能及早发现心脏病。每5年进行一次，并做一个心血管风险评估，包括测血压和血脂。

骨骼检测：检查骨密度情况，看有没有骨质疏松。这项检查目前没有统一的查体建议频率。但长期服用类固醇药物、吸烟、过度饮酒、有家族病史、体质指数低于19以及处在更年期早期的人都应密切关注此项。

乳腺检查：每3年查一次，有乳腺癌家族史的人，则应在40岁以前就进行检查。如果发现乳房大小、形状有所改变或有包块等，应该马上去医院确诊。

前列腺检查：用以排查前列腺肥大或前列腺癌。虽然没有具体的时间建议，但超过50岁的男性，如出现尿频、尿急、夜尿多等情况，就应该去医院进行这方面的功能测试。

60 ～ 80 岁

眼部检查：60 岁以上每年进行。

耳部听力损伤测试：每两年一次。如出现耳垢或感染应马上去医院，因为它们会影响你的听力。

肠息肉检查：至少每两年查一次。如果出现便血、便秘或腹泻，且持续超过一周，最好去医院。

此外，64 岁以后没有必要做子宫颈涂片检查，而 70 岁之后也没必要做乳房 X 线检查，但可能要增加肝脏、心脏和肾脏的功能测试，每 3 年一次。

老人体检应查什么

体检主要包括三大部分：一是一般的体格检查，包括内科、外科、妇科、五官科、肝病科的专科检查；二是功能检查，包括心电图、X 光、B 超（包括肝、胆、脾、肾和生殖系统）等影像学检查；三是生化检验，包括血、尿、便三大常规及血糖、血脂、肝肾功能、乙肝五项的化验检查。此外，还有肿瘤三项（甲胎蛋白、EB 病毒、癌胚抗原）检查，及前列腺癌、宫颈癌、乳腺癌的早期筛查等。专家建议，老年人最好从以下七个方面进行检查：

❶ **量体重** 身体过于肥胖会增加心脏负担，易诱发心血管疾病，过于消瘦则会导致抵抗力降低，免疫功能下降而感染其他疾病。

❷ **心脑血管检查** 这是老年人体检的重点，包括：测血压，高血压是冠心病发病诱因之一，血压经常处于高值，容易发生脑血管意外；心电图检查，可了解心肌供血情况、心律失常等，年

纪很大，没办法跑活动平板者，建议做心脏彩色 B 超；颈动脉 B 超，可检查出血管是否发生病变。

❸ **肝、胆、胰 B 超及胸透**　肝、胆 B 超可对肝、胆的形态进行检查，提前发现是否出现肝、胆肿瘤，或胆囊结石。胸透可早期发现肺结核、肺癌。

❹ **查眼底**　可及早发现老年性白内障、原发性青光眼。患有高血压、冠心病、糖尿病的病人，可通过查眼底反映出动脉是否硬化。

❺ **查血糖和血脂**　肥胖或患有高血压、动脉硬化的老人尤应注意此项，特别是餐后两小时的血糖很能说明问题。

❻ **检测骨密度**　老年人容易骨质疏松，因此 50 岁以上的男性和 45 岁以上的女性应进行骨密度检测。

❼ **胃肠镜检查**　50 岁以上的老人，尤其是老年男性，应把其列入体检"补充清单"。胃肠镜检查可发现癌前病变，以便尽早干预。

❽ **甲胎蛋白测定**　可早期发现肝癌，对慢性肝病患者尤应注意检查。

❾ **验小便**　可及时发现肾脏病、糖尿病、高血压、冠心病等。

❿ **大便潜血试验**　可早期发现消化道疾患甚至癌症。

⓫ **肛门指检**　有助于发现直肠癌、前列腺癌、前列腺肥大等病症。

⓬ **妇科检查或前列腺检查**　老年女性即使已绝经，也不能忽视每年一次的全面妇科检查，而男性则应做前列腺检查。

老年人的定期体检应每半年做一次，并注意做好体检记录，保管好化验单。常规性检验项目（如体重、血压、验小便、心电图、查眼底等）有条件的最好每季度查一次，这样既能及早发现疾患，又能对自己已患疾病的治疗、趋势有所了解。

另外，当老年人为自己定体检清单时，最好先将身体的不适情况告诉医生，以便医生有针对性地补充检查项目，体检结果出来后一定要请医生加以分析，发现问题后应尽早处理。

肥胖的人应做哪些检查

胖人要弄清自己属于何种肥胖，必要时可做一些检查。

1.测量身高、体重，是胖人减肥治疗最基本的检查。

2.查空腹或餐后胰岛素水平，能识别肥胖症的特征。

3.空腹血糖、餐后血糖、糖耐量试验，能了解肥胖与糖尿病的关系。

4.有关的血脂化验，能了解胖人是否合并高脂血症。

5.甘油三酯检测配合 B 超检查，可以发现有关肥胖与脂肪肝的内在联系。

6.肾功能检查，会帮助医生发现库欣综合征以及垂体肿瘤。

7.生长激素检查，可看出减肥是否有效。

8.性激素检查，是观察雌雄激素作用部位与肥胖关系的好方法，并有利于确定减肥方案。

此外，也别忽视了体温、脉搏、呼吸、血压、基础代谢率的改变。

看体检报告的几个问题

❶ **"参考范围"该如何看** 检查结果低于或高于参考范围，

不一定就是病理状态或是患了某种疾病，因为很多因素会影响到化验结果。比如剧烈活动、发热、受寒和精神紧张等，都会使人在尿中出现蛋白，并且高于蛋白尿的参考范围上限，而这种尿蛋白的出现是人体的正常现象，是生理性蛋白尿，应将此与肾脏疾病引起的病理性蛋白尿相区别。

❷ **有些"偏高"或"偏低"是正常的** 有些人看到自己的"血液流变学测定"一项中，"全血黏度低切、中切与高切"的检查结果均是偏低，而且"红细胞聚集指数"偏低、"红细胞变形指数"偏高，很紧张，但医生解释说，这些都是正常的，血液黏度如果高了，反而是个麻烦，因为会使血流速度减慢，人体器官组织获得的营养物质和氧气减少，如果血液黏稠度增高到一定程度，还会造成血管栓塞，引发心脑血管的缺血性疾病。

如果你的"高密度脂蛋白"偏高，也不用紧张，因为它是抵抗冠心病的因子，故增高时反而对人体有益，如果它减低了，则要留意冠心病或动脉粥样硬化了。与它相反的是低密度脂蛋白，它又称为动脉硬化脂蛋白，所以它减低时对人体是有益的。

❸ **血常规该看些什么** 据了解，虽然血常规检查有近20项，但只有四项比较重要，即红细胞计数、血红蛋白浓度、白细胞计数、血小板计数。若红细胞数和血红蛋白低于正常就是贫血；白细胞增多或减少，表示可能存在炎症或造血系统问题；血小板在止血过程中起重要作用。这几个项目的增多或减少，都应继续检查。至于其他的十几项，一般在血液病的诊治中才有临床意义。

正确看待体检单上的"异常"

体检之后，许多人发现体检单上的"阳性"记载，以为自己得了什么大病，于是忧心忡忡。有的人乱投医，花去很多钱，最后不了了之。因为体检单上的检查结果，往往是客观的描述所见，提供给临床医师参考，是否有病，需不需要治疗，都是听临床医师的。在此对受检者最容易疑惑的地方做一简要的提示。

❶ **看不懂的化验单要问医生**　许多医院都添置了检验自动分析仪，检验结果都是一长串没有汉字的报告单，即使有汉字，对于非专业人员也是很难理解的术语。有的项目后边标有正常参考值以及↑、↓提示"不正常"，这要具体问题具体分析。比如 MCH（平均红细胞血红蛋白量）正常值是 27 ～ 31pg，而测得的数据是 26.8pg，显然只少了 0.2pg，结果出现↓。有没有意义呢？一般来讲所谓的正常值，是根据大多数健康人测得的平均数，不能顾及个别现象，所以你的这项检查很可能就是正常，或许是其他因素所致，最好要结合临床，请医师做解答。有的人问，我的检查怎么好几项都不正常呢？除了真的有问题外许多化验结果的得数，是由公式推导出来的，一个不"正常"其他的也就跟着不"正常"。如 MCH 是↓，那么 MCHC 也是↓。被检者不必为此担惊受怕，应向医生询问清楚。

❷ **影像学报告不等于疾病诊断**　比如腔隙性脑梗死或脑萎缩，有相当一部分反映的是正常人随着年龄变化而出现的颅内生理性改变，而非疾病。如果对 50 岁以上的人群进行筛查，可以看到 80% 的影像中会呈现不同程度腔梗死和脑萎缩。

对颈椎病的诊断也存在着类似的问题，40 岁以上的人进行检查有 80% 的颈椎 X 线片上都会显示有骨质增生性改变，在颈椎 CT 和 MRI 扫描上，与退行性病变有关的异常发生率更高。现代影像学技术为疾病诊断提供了重要支持，但必须承认，影像诊断与临床诊断是两种不同范畴、不同性质的诊断，要正确对待影像诊断，听临床医师的结论。

部分体检项目异常的意义

葡萄糖（血糖、Glu）生理性增高：见于餐后 1～2 小时、情绪紧张等；病理性增高见于注射葡萄糖或肾上腺素后、胰岛素不足（糖尿病）、颅内压增高、脱水等。减低：生理性减低见于饥饿、运动等；病理性减低见于胰腺癌、注射过量胰岛素或口服过量降血糖药物、严重肝病等。

尿素氮（BUN）增高：各种原因引起的脱水、休克、心功能衰竭、各种肾脏疾患所致的肾功能不全或衰竭、尿路梗阻等。减低：严重肝病、肝坏死等。

尿酸（UA、URIC）增高：痛风、白血病、多发生骨髓瘤、红细胞增多症、肾功能减退、子痫、中毒性肝病等。减低：遗传性黄嘌呤尿症等。

总胆固醇（TC、CHOL）增高：动脉粥样硬化、肾病综合征、胆总管阻塞、糖尿病、黏液性水肿等。减低：甲亢、恶性贫血、溶血性贫血等。

甘油三酯（TG、TRIG）增高：冠心病、糖尿病、肾病综合征、先天性脂蛋白酶缺陷、脂肪肝等。减低：甲亢、肝功能严重衰竭等。

高密度脂蛋白（HDL-C）减低：冠心病、动脉粥样硬化。因其称为冠心病的保护因子，故增高时反而有益。

低密度脂蛋白（LDL-C）增高：高脂血症、动脉粥样硬化症。因其称为动脉硬化脂蛋白，故减低时反而有益。

甲胎蛋白（AFP）增高：肝癌、肝硬化、恶性畸胎瘤、卵黄囊肿瘤、急性肝炎、重症肝炎恢复期等。

EB 病毒抗体（VCA-IgA）阳性：EB 病毒感染、鼻咽癌。

癌胚抗原（CEA）增高：结肠癌、直肠癌、胰腺癌、胆管癌、胃癌或其他癌症，吸烟的老年男性有增高倾向。

体检次数多少为宜

美国预防性治疗工作组提出，一个没有明显早期病征的正常人的体检次数不宜过多，例行体检不必每年 1 次。体检并不是最好的预防性措施，医生的咨询和建议才是最关键的，而这一点往往被忙碌的医疗工作者所忽视或遗忘。

工作组列出了一张清单，标明了几种常见病的例行检查时间。

1.胆固醇含量检测：男性从 35 岁起，女性从 40 岁起，就应该每 5 年做一次胆固醇含量检测。那些具有患心脏病潜在风险的人，例如吸烟者、糖尿病患者、高血压患者以及那些父母在 50 岁之前死于心脏病的人，应从 20 岁起开始检测胆固醇含量。

2.有规律地检查血压。

3.为了早日发现结肠、直肠癌，不论男女，应从 50 岁开始每年进行一次大便潜血检查。同时，还应做更为深入的乙状结肠镜检查或结肠镜检查，每 10 年做 1 ～ 2 次。

4.对女性来说，每 1 ～ 3 年应做一次宫颈涂片检查以诊断是否得了子宫颈癌。同时，女性从 50 岁起还应每 1 ～ 2 年做一次早期胸部肿瘤 X 射线测定。

5.从 65 岁起定期进行听力测试。

频繁体检可能危及健康

健康意识的提高使得体检深入人心，公众普遍认为只要定期进行全面体检就能避免大病。

但智利专家提醒说，频繁体检不但会带来经济上的负担，而且可能引发精神焦虑和恐惧。各种放射性检查还可能给人体造成危害。此外，体检项目和次数的增多也增加了误诊的可能性，体检仪器误差造成的某些指标异常可能使医生做出错误判断。

专家建议人们在体检前先请医生解释检查的步骤，并主动了解检查方法的有效性和安全性。

体检别轻易拒绝X射线检查

据了解，很多人在体检时对于胸透和胸片的放射性有顾忌，认为放射线对人体有较大的危害。对此，专家认为，癌症对人的危害大，必须早期发现、早期诊断、及时治疗。而胸部肿瘤在早期拍片时是很容易发现的。如果一味强调放射线的危害而拒绝检查，会贻误诊断和治疗的时机。

相比而言，胸透一次的放射线量相当于 10 次 X 线拍片检查的量，同时，胸部透视价格便宜，但对一些较细微的病变难以分辨，而胸片分辨率较高，有疑点可反复研究、测量。因此，在常规体检中，胸部 X 线检查必不可少，不必为少量的射线担心。

据介绍，癌症高发年龄应在 45 岁以后，但现在癌症高发年龄逐渐年轻化。因此，在体检之外，还需掌握一些癌症早期症状。

健康体检五误区

误区1：名人效应 每当有名人得病或猝死，就会引发一股体检热潮。人们看起来是越来越关注自己的身体健康了，可怎么说都有点临时抱佛脚的意思。累了才休息，渴了才喝水，病了才就医，这是许多人的生活方式。结果呢？身体有病时亡羊补牢，肯定不如没病防病、把握健康的主动权好。

误区2：挑三拣四，抓大放小 有些人对身体重要器官如心、肺、肝、肾的检查非常重视，但忽视耳、鼻、喉这些"小科"；对查血脂、血糖很关心，却不查尿常规。心、肝、肺等重要脏器要查，眼、耳、鼻、喉也千万不要漏检。尤其是鼻咽癌，早期没有症状，多数患者都是在体检中发现的。又如眼底检查，眼底视网膜状况对全身系统性疾病如高血压、糖尿病的诊断及治疗非常重要。

误区3：注重医疗仪器检查，轻视医生的手诊 只相信仪器检查，而轻视医生的手诊，会漏掉很多发现疾病的可能性，尤其是某些疾病通过医生的手诊对早期发现有特殊的意义。如外科医生的肛门指诊，对发现受检者的直肠肿物极为重要。若受检者确有病变，但因自动放弃这项检查，失去及早发现肿物的机会，自然就失去了治疗的最佳时机。

误区4：怕辐射留隐患 听说X线检查对人体有害，许多人便拒绝这项检查，结果错过了治疗肝癌、肾癌、乳腺癌的最佳时机。实际上，现在的X线检查辐射剂量远远低于国际上规定的人体器官可接受的射线剂量标准，而且一年一两次、一次几十秒的X线检查，对人体的危害程度并不大，除了女性妊娠期不宜检查外，其他人不用过多担心。

误区 5：**体检合格便高枕无忧**　常规的健康体检是查体，而不是查病。它只能说是一个初检，一些常见病是可以被发现的。比如说，尿常规可以发现肾脏方面的严重疾病，而高血压、乙肝，还有明显的肺部疾病，则可以通过测量血压、验血和胸透及时发现。但对于一些较复杂的病，常规的健康体检就无能为力了。千万不要觉得体检合格就万事大吉，而轻视了医生的体检报告中所签署的意见。要认真实施体检结论中医生给您量身开出的健康处方。

如何安排血压测量时间

大多数人血压有明显的昼夜节律性，即白天活动状态血压较高，夜间入睡后血压较低。一般白天血压有两个高峰期，即上午 6～10 时及下午 4～8 时，在这两个时段测血压，可以了解一天中血压的最高点。

不同降压药物的作用时间是不同的，长效制剂每日服用一次，如蒙诺、络活喜等，降压效应可持续 24 小时左右；而短效制剂持续时间短，如开搏通、心痛定等，每日需服用 3 次，服药后 6～8 小时疗效即消失；中效制剂作用时间约 12 小时，每日需服用 2 次，如缓释异搏定等。为了判断上述三种不同剂型药物的降压效果，有必要在下列几个时段自测血压。

1. 每日清晨睡醒时即测血压。此时血压水平反映了药物降压作用的持续效果和夜间睡眠时的血压状况。如果夜间睡眠时血压和白天水平相同，则应适当在睡前加服降压药。

2. 服降压药后 2～6 小时测血压。因为短效制剂一般在服药后 2 小时达到最大限度的降压效果，中效及长效制剂降压作用高峰分别在服药后 2～6 小时出现，此时段测压基本反映了药物的最大降压效果。

3.患者在刚开始服用降压药或换用其他药物时，除了以上这些时段外，应该每隔数小时测量一次，或进行 24 小时血压监测，以确认降压效果及血压是否有波动。

正确掌握自测血压的时间，能较客观地反映用药后的效果，帮助医生及时调整药物剂量及服药时间，决定是否需要联合用药以达到更好地控制血压的目的。

怎样测血压才准确

目前最常用的血压计大致有三类。

❶ **水银柱式血压计**　是最常用的血压计，测量准确，价格便宜。袖带的大小应根据上臂的粗细选择，如果袖带太小或太紧，测出的血压值偏高。使用时注意让袖带的高度与心脏平齐。

❷ **气压式血压表**　体积小，携带方便，但随着应用次数的增多，会因弹簧性状改变而影响准确性，所以需定期校准。此外，这种血压表刻度数字较小，听力、视力不好的老人使用较为困难。

❸ **电子电压计**　电子血压计有臂式、腕式和指夹式三种，后两种血压计不主张用于高血压病人的日常监测。另外，脉搏很弱、血压过低、恶性高血压者及危重病人，不宜用电子血压计测量。

判断电子血压计是否准确，可用"交替法"：

第一次用水银柱式血压计测血压，休息 3 分钟后用电子血压计测第二次，再休息 3 分钟，最后用水银柱式血压计测第三次。取第一次和第三次测量的平均值，与第二次使用电子血压计的测量值相比较，差值应小于 5mmHg。

需要强调的是，每天测量血压的时间应该相对固定。建议测量时间为清晨起床后、上午 10 点左右、下午四五点及睡前。这样可以观察到一天内的血压动态变化。

用电子血压计前要算好差值

从理论上说，水银柱血压计测量出的血压准确，而且，高血压的诊断标准也是依据水银柱血压计而定的。所以，使用电子血压计前，要先计算其与水银柱血压计之间的差值，以便在以后的使用中换算出真实的血压值。

一般来说，差值小于 10mmHg 的没有大碍。例如，医生用水银柱血压计测量出来的血压为 120mmHg，而自己用电子血压测量出来的血压为 100mmHg，就是说相差了 20mmHg。那么，自己测量出来的 60mmHg，实际应该是 80mmHg。

血压在一天中是有波动的，早晨、中午、吃药前、吃药后、活动前、活动后都会不同，所以测量时，间隔时间最好在 15 分钟之内。如果血压过高（超过 260mmHg），或者过低（低于 70mmHg），电子血压计测量就不太准确了，最好去医院复查。

电子血压计并非人人适用

专家指出，电子血压计并非人人适用。不能用它来测量血压的人群有：

1.脉搏很弱的人。

2.血压过低者。

3.恶性高血压的人。

4.在某些紧急情况下切不可使用电子血压计。例如，病人因为消化道大出血而晕倒，甚至休克，这时用电子血压计测量，若存在误差较大，容易耽误救治的时机。

测血压应量双臂

有的高血压患者吃了很多降压药，做了很多治疗，血压仍很高，这时就应怀疑是不是主动脉狭窄。对于"主动脉狭窄"这个隐藏在高血压中的另类杀手，病人一定不能忽视。有高血压病史的病人，每次检查最好建议医生双臂血压都要测量，如果只按照常规单纯测量单只手臂血压，就有可能发现不了这种病。

测血压的正确方法

美国科学家研究表明，不掌握正确的测量方法，有可能"误读"血压值，直接影响治疗。因此使用汞柱式血压计应注意以下事项。

1.汞柱式血压计在应用前均应经过校正，方可使可。使用血压计必须首先了解血压计的结构，学会正确地读出血压值。

2.测压前至少应静坐5分钟以上，刚进行过运动或体力劳动，不宜马上坐下来测量血压。

3.测压时，患者的身体要放松，血压计袖带须正确放置，即在肘弯上2cm处，与心脏位置保持在同一水平线上。

4. 量血压时的胳膊位置为将胳膊弯曲成 135°。研究发现,不管病人是坐着,还是站着或躺着,当胳膊放平时测得的血压值比较高,居然比与大小臂成 135° 角的胳膊上所量出的血压高出 10%。相对而言,将小臂与大臂弯成直角时,测得的血压值比较低。试验表明用胳膊平放的姿势,41% 的患者血压测试结果较高。而用小臂与大臂弯呈直角的姿势,只有 20% 的患者血压较高。因此美国心脏协会要求,患者量血压时应取胳膊大小臂成 135° 角的姿势。

5. 充气要快,放气时要缓慢,听诊器位置放在动脉上,听动脉音,读出血压值并记录之。一次测压后,间隔 2~5 分钟再测压一次,以两次测压的平均值为血压值。

血压有时要上下肢一起测

测右上臂肱动脉血压是适用于大多数人的血压测量方法,但不是唯一方法。

对于首诊为高血压,以及有其他心脑血管疾病的患者来说,需要测量双侧上肢血压,有些还需要在测量上肢血压后,再量一量下肢血压。

国际通行的测量血压的标准是,正常人的血压测量部位一般选在右上臂。而对于初诊病人,应分别测量左、右两侧上肢血压,以作对照,如果双侧血压相差不大(小于 10mmHg),以后只测量右上臂血压就可以了。

如果患者双上肢血压相差在 10mmHg 以上,则要引起注意,可能存在一些血管疾病,比如血压偏低的一侧可能存在动脉狭窄或大动脉炎。

　　测量下肢血压也很重要。正常情况下，同侧下肢的血压一般比上肢高出 20 ~ 40mmHg。但当下肢血压低于或者等于上肢血压的时候，往往提示主动脉或股动脉有动脉硬化、动脉狭窄等病变。

　　此外，高血压患者一旦感到下肢疼痛、痉挛或冰冷，也应该在测量上肢血压的同时再测量下肢血压。如果测量结果显示上肢血压明显偏高，而下肢血压偏低，甚至无血压，可能存在外周动脉疾病或动脉狭窄等病变，患者需要到医院做超声波扫描及其他检查，进一步明确病情。

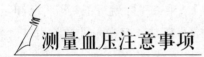

测量血压注意事项

　　测量血压需注意的问题很多，主要有以下几个方面：

　　❶ **患者**　高血压患者应在安静、温度适当的环境中休息 5 ~ 10 分钟，被测的上臂应裸露，不可有任何衣物，手掌向上平伸，肘关节位于心脏水平。测量前半小时内不能进食、吸烟及饮酒，如有便意应排空大小便。

　　❷ **初诊者**　初诊者应测量双上臂的血压并予记录，以后可固定测量右侧的血压。每次测压必须连续测量 2 次以上，取其平均值做记录。至少有 3 次不同日的血压超过正常值，方可诊断为高血压。

　　❸ **测压者**　测压者应受过一定的训练，具有良好的听力及视力，掌握正确的测压方法，纠正不正确习惯。

　　❹ **测量过程**　袖带下缘应位于肘弯上 2.5cm 处；袖带中间应压住肱动脉；肘关节、血压表、心脏应位于同一水平；快速充气应达到脉搏消失后再加压 30mmHg，放气速度以每秒下降

2 ～ 3mmHg 为宜；以第一次听到脉搏音为收缩压，一般情况下成人以脉搏音消失为舒张压，儿童以变调（即脉搏音变为低沉）为舒张压。

血压单位的简易换算法

沿用已久的血压计量单位"毫米汞柱"（mmHg），一旦改为国际单位"千帕"（kPa），确使一些病人很不适应。兹介绍较为简便、易记的换算的方法。

只要记住 7.5 这个系数，然后一乘或一除就行了。即将已知千帕数乘以 7.5，则为毫米汞柱数。反之，毫米汞柱数除以 7.5 即为千帕数。

例如，已知血压为 16kPa，欲求毫米汞柱数值，即 16（kPa）× 7.5=120（mmHg）。反之，120（mmHg）÷ 7.5=16（kPa）。

为何将 7.5 定为毫米汞柱与千帕的换算系数呢？

主要因为 1kPa=7.501mmHg，而将 7.501 取约数，并不影响其准确度，但它可以成为血压新旧单位换算的最简便方法。

脉压差意义何在

收缩压与舒张压之间的差值称为脉压差。正常人的脉压差为 30 ～ 40mmHg。现在，高血压病人越来越多，有的病人发现自己的脉压差大大超过正常范围，于是就产生了许多困惑。

脉压差增大可能有这些原因：长期高血压及动脉硬化造成动脉管壁弹性减低，致使收缩压增高而舒张压降低，因而脉压差增大。另外，长期高血压引起心肌超负荷工作，造成心脏扩大或主动脉瓣闭锁不全，因而脉压差也会加大。伴有甲亢或严重贫血时，也可出现脉压差增大现象。

高血压、糖尿病、衰老等都可以改变动脉管壁的结构和功能，使管壁变硬，弹性变差，动脉扩张，导致脉压差增大。一般50岁以后脉压差开始增大。与收缩压和舒张压增高一样，脉压差增大是心脑血管事件独立的危险因素。当收缩压高于130mmHg时，收缩压越高，舒张压越低，则危险性越高。

脉压差小有生理性因素，如收缩压下降一般多见于体质消瘦或虚弱者，也有病理性原因，如休克、心肌梗死、心功能不全、心包填塞、肾上腺皮质功能减退以及心包积液、缩窄性心包炎、严重二尖瓣狭窄、主动脉狭窄等。因此，发现脉压差明显减小时，应首先排除各种器质性病变，如经详细的检查之后，未能发现明确病因时，应认为属于体质性血压降低（主要指收缩压）。治疗体质性血压降低（主要指收缩压），除增强体力，适当加强营养外，还要防止直立时发生头晕导致摔伤。脉压差减小多见于高血压早期的患者，由于交感神经兴奋性增奋，末梢血管痉挛，以致收缩压不高，舒张压相对增高，故脉压减小。对无不适感的脉压差小的现象，不必过于介意，因为对健康不会产生太大的影响。

高血压病人体检应检查哪些项目

【高血压病人的初诊体检应尽可能包括以下内容】

❶ **血压** 两侧血压对比核实，取较高侧的数值。如果两侧血压的差值大于20mmHg，较低的一侧有可能是肱动脉以上的大血管特别是锁骨下动脉发生了狭窄，狭窄的原因最常见的是动脉

粥样硬化、阻塞。

❷ **身高、体重及腰围** 肥胖尤其是向心性肥胖是高血压病人的重要危险因素。

❸ **眼底检查** 视网膜动脉的变化可以反映高血压病人外周小动脉的硬化程度，外周小动脉硬化程度越重，心脏的负荷越重。

❹ **心肺检查以及神经系统检查** 了解有无高血压所致的心脑血管并发症。

【高血压病人常规化验检查包括以下内容】

❶ **血、尿常规** 如果出现贫血、血尿、蛋白尿等，应考虑为肾性高血压，或者高血压病导致了严重的肾功能损伤。

❷ **血生化** 如血钾、血钠、肝肾功能、血糖、血脂等。血钾低有继发性高血压的可能。肝肾功能的检查有利于医生根据患者的情况选择降压药物。血糖、血脂的检测可以了解患者有没有心脑血管疾病的其他危险因素。

❸ **心电图** 有利于了解高血压病患者有无高血压病所致的心肌肥厚、心律失常或心肌缺血。

【有条件的高血压患者，可进一步选做以下检查】

❶ **动态血压 24 小时监测** 此检查不仅能真实地反映各时间点的血压状况，而且能揭示高血压患者血压波动特点及昼夜变化规律。

❷ **超声心动图检查** 该检查能帮助了解患者心脏结构和功能状况。

血糖高需查哪些项目

糖是人体进行生命活动所必需的能量物质，血液中必须保持相对稳定的血糖浓度，正常成人血糖：空腹 3.9 ～ 6.1mmol/L，餐后 2 小时血糖 <11.1mmol/L。

除了糖尿病血糖升高以外，情绪紧张、激动、饭后 1 ～ 2 小时、注射肾上腺皮质激素、口服或注射糖皮质激素、慢性胰腺炎、心肌梗死、甲亢、颅内出血、颅脑外伤等情况也可以引起血糖升高。如果空腹血糖升高，还需要进一步检查下列指标，可以诊断或排除糖尿病：

❶ **糖耐量试验**　方法是口服 75g 葡萄糖前（空腹）、口服葡萄糖后 60 分钟、120 分钟、180 分钟抽血检查血糖浓度。正常值为：空腹 3.9 ～ 6.1mmol/L，60 分钟 6.7 ～ 9.4mmol/L，120 分钟 ≤ 11.1mmol/L，180 分钟 3.9 ～ 6.1mmol/L。

❷ **糖化血红蛋白（GHb）**　由于血糖升高使血红蛋白被糖化，又因为红细胞寿命长达 120 天，所以糖化血红蛋白可以估计血糖的升高持续了多久和严重程度，至少可以反映近期 3 个月的血糖情况。

❸ **胰岛素和（或）C 肽测定**　可以直接测定血液中胰岛素的浓度，评估胰岛的功能状态。

如何准确检测餐后两小时血糖

许多糖尿病患者在检查时，故意不吃药、不吃饭，以为只有这样检测到的血糖值才算准确。其实，这种认识是完全错误的。因为监测血糖的目的就是为了检查目前的饮食、药物等治疗计划是否能良好地控制血糖，所以，在检测餐后血糖时，要和平时一样，饮食该怎么吃还怎么吃，药物该怎么用还怎么用。只有这样，才能真正反映出平时的血糖控制情况。所谓餐后 2 小时，是从进食第一口开始计时，并非从进餐结束后才开始计时，对此也经常被许多糖尿病患者搞错，因此导致测出的血糖结果不够准确。

测空腹血糖早晨6~8点最准

很多患者想当然地认为，我早上没吃饭，测出的血糖就是空腹血糖，其实，即使不吃早饭，8点后所测的空腹血糖也会有所偏差。

根据人体血糖的变化规律，凌晨3点血糖值最低（一般不应低于3.8mmol/L），然后血糖逐渐升高。正常人胰岛素分泌正常，血糖值可以控制在正常范围之内，而糖尿病患者由于自身胰岛素水平较低，血糖受胰岛素抵抗激素影响明显，血糖值会逐渐升高。

因此，患者一般测空腹血糖最好在清晨6：00～8：00取血，8：00以后血糖值会越来越高，不能真实反映治疗效果了。

空腹血糖必须在空腹8小时后，采血前不吃降糖药、不运动，有些患者一路急走到医院就测静脉血和指血，这样测出的结果往往会有差异，运动以后休息一段时间才可进行测量。

定时测血糖并不合理

隔一段时间在某一天的不同时间测血糖，要比每天同一时间监测血糖效果好。因为前者更容易反映出一天24小时中血糖的变化规律，而如果每天都在同一时间测血糖，就不知道一天中其他时间血糖水平的控制情况。

另外，血糖的监测时间还要根据血糖的高低情况而定。一般情况下，当近期血糖较高时，应该监测空腹及餐后 2 小时血糖，它们能较准确地反映出血糖升高的程度；而当近期经常出现低血糖时，最好监测餐前血糖和夜间血糖。

对于血糖控制较稳定的患者，血糖监测的间隔可以较长，每 1 ～ 2 周测一次。但有下列情况，则需根据病情增加监测频率：使用胰岛素治疗，新诊断，血糖控制不好，有低血糖发生，药物更换或调整剂量，妊娠期，出现各种打乱平时常规生活的情况（如生病、手术、外出、激动）等。

勿在下午检测血糖

美国国家癌症协会表明，下午检查糖尿病往往不准确，其检测准确率明显下降。

目前判断糖尿病的标准是，空腹血糖水平达到或超过 7.0mmol/L 即为糖尿病，但这主要依据经过一夜消化后早晨从患者抽得的血液样品检查结果。研究结果发现，早晨血糖水平明显高于下午，早晨被诊断为糖尿病的人在下午可能会被认为是健康人。建议如果需要在下午做血糖检查，应把判断糖尿病血糖标准降低 0.67mmol/L。

监测血糖应"全天候"

人在一天当中，大部分时间都是处于餐后的状态（指进餐 4 ～ 6 小时以内），故餐后血糖对全天的平均血糖影响更大。专家建议糖尿病患者每天应正规检测 7 次血糖，至少也要查验 4 次，包括早餐前与餐后 2 小时的血糖值，才能反映出一天中的平均血糖值，然后有针对性地予以分段控制。

不少糖尿病患者家中都配备测糖仪，给全天候血糖监测与控制带来了方便。不过，使用方法务必正确，否则会"谎报军情"。首先是消毒方法。医生不主张用酒精消毒手指，因为酒精可能影响检测结果。最好用肥皂洗手，自然晾干，或用消毒过的干毛巾擦干，然后取血查验。如果一定要用酒精消毒手指，则一定要等待酒精完全挥发后再行取血不迟。二是取血时针头要插入足够深度，以取足血量。假如插入深度不够，血量不足，不可用力去挤，以免混入组织液，使测出的血糖值不准确。此时不妨再将针头试着进深一点。

测定血糖时四注意

到医院测定血糖时，需注意以下四点：

1. 测定空腹血糖，一定要在早上 8 时前空腹抽血测定，尤其是用胰岛素治疗的病人，空腹抽血必须在上午常规注射胰岛素时间以前，否则会使测得的血糖不能真实地反映糖尿病的控制情况。

2. 各种应激情况时，血糖也会增高，如情绪波动、失眠、发热、劳累等，都可影响血糖，所以，在去医院途中应避免剧烈运动。

3. 如为了确定是否有糖尿病，测定餐后 2 小时血糖，可按照正常的食量进餐（但不应少于 100g 主食），或进食 100g 馒头，在餐后 2 小时抽血即可。

4. 对已用口服降糖药或胰岛素治疗的糖尿病病人，测定餐

后 2 小时血糖是为了观察药物的疗效，所以一定要和平日一样用
药、进餐，于 2 小时后取血。空腹血糖及餐后 2 小时血糖最好分
2 天抽血测定。

糖尿病患者应定期做哪些检查

糖尿病患者的定期检查有助于监控病情的发展，为药物的使
用提供依据，增加药物的疗效，减少不良反应（低血糖等）。糖
尿病患者应定期检查以下项目：

❶ **血压、脉搏、体重、腰围、臂围情况**　应至少每周测定
一次。

❷ **尿常规**　尿常规中尤其应注意尿糖、尿蛋白、尿酮体的
情况，应至少每个月检查一次。

❸ **血糖**　血糖应每周检查一次，一般选择不同时间如空
腹、早餐后两小时等。若用胰岛素治疗或病情不稳定需调整剂量
时，监测次数需更多，如一天 7 次，三餐前、三餐后两小时及睡
前等。

❹ **糖化血红蛋白情况**　每 2～3 月检查一次。

❺ **尿微球白蛋白**　每半年到一年检查一次。

❻ **眼部情况（应包括眼底检查）**　每半年到一年检查一次。

❼ **肝功能、肾功能、血脂情况**　每半年检查一次。

病人可将上述检查结果做记录，并注明检查日期，同时记录
下自觉症状，每餐的进食量，工作活动情况，有无低血糖反应的
发生。

确诊糖尿病需哪些标准

要确诊糖尿病，判断其类型及严重程度，最好做葡萄糖耐量试验、胰岛素释放试验、C肽兴奋试验，有条件的做胰岛素受体结合率试验则更好。此外，糖化血红蛋白检测由于不受血糖浓度暂时波动的影响，故对高血糖特别是血糖和尿糖波动较大的患者，有独特的诊断意义，它可反映患者抽血前1～2个月内血糖的平均综合值，可用于了解糖尿病的控制程度。

针对糖尿病的诊断，美国糖尿病学会提出了三项新的糖尿病诊断标准。

1. 有糖尿病的症状，多吃、多喝、多尿以及随机血糖值大于11.1mmol/L。

2. 空腹8小时后的血糖值大于7.0mmol/L。

3. 口服葡萄糖耐量试验，其中2小时后的血糖值大于11.1mmol/L。

由于人体中某些激素的分泌量在上午和下午有所不同，因此对于糖尿病患者来说，定期抽血验血糖的时间也应该保持上午、下午的一致性，并在就诊时告知医师确切的抽血时间，为医师提供足够的信息，以做出最适当的判断，这才是正确的血糖检验观念。

测尿糖要停服维生素C

到医院体检检测血糖、尿糖前2～3天，要停服维生素C。原来，测血糖和尿糖都是通过测定其在体内的某种代谢产物来确定血糖、尿糖水平，维生素 C 可以中和部分该代谢产物，使血糖或尿糖的测定值降低，从而使检测不准，甚至可能出现假阴性。临床研究还发现这种现象存在剂量依赖性，服用的维生素 C 越多，体内维生素 C 浓度越高，血糖或尿糖的测定值就越低。

血糖、尿糖的测定是诊断糖尿病或者是评价糖尿病治疗效果的重要依据之一。如果检测不准，会掩盖患者的病情，对糖尿病的早期诊断和合理治疗十分不利。

因此，无论是糖尿病患者还是健康体检者在测量血糖、尿糖前 2～3 天最好停服维生素 C，等到检查完后再继续服用。同样的道理，在测血糖、尿糖前的 1～2 天也最好少吃或不吃西红柿、猕猴桃、橘子、菠菜、青椒等富含维生素 C 的水果、蔬菜。

测血糖不要挤手指

有些人在采血时，为了使血更快地滴到试纸上，会用力挤压扎针的部位，将血挤出。其实，这种用挤压扎针部位采血测量血糖的方法会导致血糖的测量结果偏低。

正确的采血方法是选择左手无名指指尖两侧皮肤较薄处采血，因为手指两侧血管丰富，而神经末梢分布较少。在这个部位采血不仅不痛而且出血充分，不会因为出血量不足而影响结果。采血前可将手臂下垂 10～15 秒，使指尖充血，待扎针后，轻轻推压手指两侧血管至指前端 1/3 处，让血慢慢溢出即可。

什么叫四次尿糖监测

尿液检查无痛、快速、方便、花费低廉，患者可经常自行检测，虽然尿糖不一定能如实地反映血糖的水平，但在多数人和多数情况下，尿糖和血糖是一致的，所以尿糖检测不失为一种糖尿病病情检测的好方法。

尿糖监测中的留尿方法至少有三种，包括次尿、段尿和24小时尿。次尿留取方法简单，为"四次尿"，所谓"四次尿"，通常是指早、午、晚餐前及睡前留取的尿液，分别反映这四个时间点的尿糖水平，间接地反映血糖水平。留取次尿的关键，也是人们经常搞错的地方，是留尿前半小时应该排空膀胱，也就是在留取待测的尿前半小时，要把以前的尿排掉，以免各个时点的尿混合在一起，说不清楚是什么时候的尿了。例如，想留取中午12点钟的尿，应在11点半时排一次尿，这次尿不必做尿糖检测，这样到了12点再留尿检查，就是午餐前的次尿了。否则早餐后没排过尿，午餐前留的尿就分不清是早餐后的还是午餐前的，测出的尿糖就很不可靠了。

心电图正常 ≠ 心脏无恙

心电图检查对心脏病的诊断有重要的价值，但是在某些情况下会出现误差。较常见的误差发生于：

❶ **对心室肥厚的诊断** 青年人得了风湿性心脏病二尖瓣关闭不全，必然先发生左心室肥厚，以后再发展为右心室肥厚。当左心室肥厚时，心电图会有相应的表现。如兼有左、右心室肥厚，由于心电向量相互抵消，可能会出现"正常心电图"或"大致正常心电图"。

❷ **对心肌缺血的诊断** 冠心病人因冠状动脉供血不足，常感胸闷，有心绞痛。由于缺血的情况时有变化，故在心电图上可

呈现"心肌供血不足"或"正常心电图"。

❸ **"捉不住"早搏** 有的人自己感到早搏,由于心电图检查描记的时间很短,故不一定能"捉住"早搏。

由于心电图检查有一定的局限性,故对心脏病的诊断必须结合病史、体检,必要时按需要再做进一步检查,包括动态心电图、胸片、心电图负荷试验、心脏超声波检查等。

心律失常何时该看医生

如果发生心律失常,尤其是第一次发生这种现象,患者及家属不要过于紧张,可以通过以下五个方面来初步判断一下它的轻重缓急。

❶ **看是否伴有其他症状** 如果是严重疾病引起的心律失常,多伴有其他症状,常见的有头晕、胸闷、气急、多汗、颜面苍白、四肢发冷以及抽搐、昏迷等。相反,轻微的心律失常多不出现其他不适,可以照常工作或学习。

❷ **看发作时间和频率** 如心律失常来得迅猛且发作时间持续较长或发作频繁,一般为每分钟超过 5 次以上,多表示病情较重,应及早就医。相反,持续时间短或发作次数少,则多表示病情较轻。

❸ **看是阵发与持续** 如果心律失常只发作一段时间,无论是反复发作多少次,这段时间有多长,都是阵发的,例如阵发室上速、阵发房颤。持续的则是发作时间连续不断,没有正常的时间段,长期以来一直发作不断,则认为是持续发作的心律失常,例如持续房颤。上述两种情况前者轻后者重。

❹ **看是否有严重的原发病** 如心律失常发生在心脏病、高

血压、动脉硬化、糖尿病、甲状腺功能亢进等病人身上，多表明病情较重，应引起足够重视，尽快到医院就诊。

❺ **看发作年龄** 一般情况下，青壮年人的心律失常以功能性多见，老年人的心律失常多见于器质性病变，要提高警惕。

心律失常病人就诊时要做哪些检查

首先要向医生详细讲述病史，包括：有无心悸、头晕、晕厥、呼吸困难和胸痛；激发、加重和终止的因素；发作与饮食、吸烟、喝茶和咖啡、运动、疲劳、情绪激动、药物的关系；心脏跳动异常的时间、节律和速率。患者要尽可能详细地描述自己发病的过程，医生就可以从描述中大体判断出你是否患了心律失常，可能是哪一种心律失常。根据具体情况，一般做以下检查。

❶ **心电图** 心电图记录的心律失常对于诊断有直接的意义。

❷ **动态心电图** 动态心电图即 24 小时心电图，可以进行连续的、动态的观察，在一定时间范围内观察每时每刻的心跳变化。

❸ **X 线胸片检查** 大致诊断心脏有无器质性异常。

❹ **超声心动图** 进一步确定有无心瓣膜病和心肌病等器质性心脏病、室壁运动情况。

❺ **运动试验** 监测心律失常和心肌缺血的关系。

❻ **食管心电图** 通过对食管电极的刺激诱发心律失常，从而判断心律失常的类型。

❼ **心电生理检查** 在食管心电图不能确定时采用，可诱发心律失常的发生，并可随时终止，发现异位兴奋点和异常传导途径。

在实际的就诊过程中，要进行哪些检查是由医生根据病人病情决定的，其目的是明确诊断并进行治疗。

诊断冠心病应做哪些检查

冠心病多数是动脉狭窄或阻塞引起的心肌缺血缺氧（心绞痛）或心肌坏死（心肌梗死）的心脏病，因此也被叫做缺血性心脏病，又因其多为粥样硬化，使血管腔狭窄，所以又称冠状动脉粥样硬化性心脏病。临床医生常根据每位患者的具体情况，选择不同的检查项目，进而根据检查结果确定诊断。冠心病的检查项目主要有：

❶ **心电图**　心电图是冠心病诊断中最早、最常用和最基本的诊断方法。心电图使用方便，易于普及，当患者病情变化时，便可及时观察其变化情况，并能连续动态观察和进行各种负荷试验，以提高其诊断敏感性。

❷ **核素心肌显像**　根据病史，心电图检查不能排除心绞痛时，可做此项检查。核素心肌显像可以显示缺血区，明确缺血的部位和范围大小。结合运动试验再显像，则可提高检出率。

❸ **冠状动脉造影**　是目前冠心病诊断的"金标准"。可以明确冠状动脉有无狭窄，狭窄的部位、程度、范围等，并据此指导进一步治疗，以及应采取的措施。同时，进行左心室造影，可以对心功能进行评价。

❹ **超声和血管内超声**　心脏超声可以对心脏形态、室壁运动以及左心室功能进行检查，是目前最常用的检查手段之一。血管内超声可以明确冠状动脉内的管壁形态及狭窄程度，是一项很有发展前景的新技术。

❺ **心肌酶学检查** 是急性心肌梗死的诊断和鉴别诊断的重要手段之一。临床上根据血清酶浓度的序列变化和特异性同工酶的升高等，可明确诊断为急性心肌梗死。

❻ **心血池显像** 可用于观察心室壁收缩和舒张的动态影像，对于确定室壁运动及心功能有重要参考价值。

什么样的心绞痛应快去医院

❶ **初发型心绞痛** 指过去从未发生过心绞痛或心肌梗死。

❷ **恶化型心绞痛** 心绞痛发作情况有恶化，如3个月内疼痛的频率、程度、持续时间、诱发因素经常变动，不断恶化，出现了与以往不同的新情况。

❸ **自发性心绞痛** 在安静条件下发作心绞痛，即疼痛与心肌需氧量增加无明显关系，疼痛程度较重，时间长，如常在休息或熟睡时发生的卧位型心绞痛。

此外，急性心急梗死发生后一个月内又出现心绞痛是很危险的。这些情况下，都应尽快去医院诊治。

X线检查有哪些临床功能

在临床，X线检查是利用X线穿透不同物质时穿透力的差异，将不同器官或组织穿透力的不同反映到X光片上，形成浓淡对比图像进行观察。检查内容及作用主要有：

❶ **胸部X线检查** 胸部单纯摄影可以在同一平面上出现多个脏器的重合。断层摄影是将想观察的部分明确显示，而将其周围的部分加以忽略。标准的检查方法是吸气后，在屏住呼吸状态

下进行摄影。可用于心脏肥大和心脏瓣膜等心脏病、肺炎、肺结核、气胸、肺癌、纵隔疾病等的诊断。

❷ **上消化道 X 线检查** 因为不加任何处理，难以利用 X 线摄出食管、胃、十二指肠等上消化道影像，所以通常在喝下造影钡剂和发泡剂后进行摄影，这样可以发现食管炎等食管疾病。当怀疑患有胃溃疡、胃息肉、胃癌等胃部疾病或十二指肠溃疡等十二指肠疾病，为了明确诊断，需要进行内窥镜检查。

❸ **下消化道 X 线检查** 由肛门注入钡剂，对结肠进行 X 线摄影。用于诊断结肠癌、结肠息肉等。

❹ **乳房 X 线检查** 又称为乳房 X 线照相术。将乳房安置在检查台上，轻轻压迫，进行 X 线摄影。乳房 X 线检查可以发现通过触诊无法发现的小的乳房包块和肿瘤。

❺ **其他 X 线检查** 包括：将造影剂从静脉注入或者在内窥镜下，直接向胆管中注入造影剂的胆囊、胆管 X 线检查；借助于导管，将造影剂通过颈动脉或粗的股动脉注入，来进行脑部血管 X 线检查和冠状动脉 X 线检查（心导管）；肾脏和尿路的静脉性肾盂 X 线检查等。

应避免的拍 X 光片误区

❶ **候诊误区** 许多人进入放射科后爱在检查室内等候。殊不知，看不见的 X 光，加之空气中放射性灰尘等对人体都是一种损害，尤其对小孩则更是如此。所以，请在门外静候。

❷ **"不是金属不碍事"** 拍 X 光平片时，应根据需要脱去衣服，不要认为不是金属不碍事。影响片子效果的还有护膝、腰围、膏药、棉被以及衣服上的油漆图案等。

❸ **"拍的范围越大越好"** 向医生述说时要精确，明明是颈椎的问题，说什么都得照一下头才放心，更有甚者恨不得从头到脚全照一遍。这样很不好，不仅增加X线辐射，还增加经济负担。

❹ **"站着拍、躺着拍效果一样"** 拍X光平片时，该站着拍的要坚持甚至在别人的帮助下也要站着拍，就拿最常见的胸部照片来说，站着拍的目的可以在重力的作用下使心影自然，在大口吸气时可以使肺部扩张，胸壁靠片近可减少心脏的模糊，减小心脏的放大率，且可因投照距离的增大使两侧肩胛骨投影在肺野之外并减小胸部的放大率。因此，在做X光检查时要遵循医嘱，尽全力配合好医生。

拍过片子、做过X光透视或是CT，回到家中最好洗个澡，换换衣服，多喝点茶水，这些对你都有好处。

应避免不必要的X射线检查

X射线对人体有一定的影响，对细胞有杀伤作用，过量的照射可引起生命危险。美国卫生部门权威报告，首次将X射线列入已知致癌因素的行列，并明确指出其中55%的辐射来源于对骨骼、胸部、口腔等器官的低剂量X射线检查。在日常体检和看病过程中，很多受检者对此毫不知情，很多病人及家属对此却比较淡漠，没有意识到问题的严重性。因此，应合理应用X射线检查，避免不必要的医疗照射，照射时要做好防护。

我国对限制、减少X射线胸透对人体的危害早有规定，如乳腺对X射线较为敏感，胚胎及胎儿对X射线极为敏感，因此孕妇尽量不做X射线检查。儿童易受X射线辐射损害，影响生长发育，因此要慎选 X 射线检查。必须进行 X 射线检查时，患者应采取适当的防护措施，要对性腺、甲状腺、乳腺、头部等部位穿戴铅保护用品进行保护。胸透是患者受照剂量较大的一种，患者照射时家属尽量不要陪同，以免一同在透视室中受辐射。老、幼、弱及重症患者做检查时必须要家属搀扶时，家属穿同样要做好相关部位的防护，尤其在机旁搀扶受检者时，应穿戴铅围裙和重要器官防护用品。育龄妇女应遵循"十天原则"，即月经来潮后十天内不做 X 射线检查。X 射线机处于工作状态时，检查室门上的警告指示灯会亮，此时，候诊者切莫开门入室，一定要在防护门外等候，不做检查的人不要围观检查，以免增加不必要的照射量。

哪些腰痛患者应拍X光片

拍 X 片主要是查明腰椎是否患有严重疾患，如肿瘤、强直性脊柱炎、结核、感染和骨折等。一般来说，有以下情况的腰痛患者应拍 X 片：

1. 明显外伤后引起的严重腰痛。

2. 病史表明可能有压缩性骨折，而这种骨折可能源于恶性肿瘤或骨质疏松症，这种患者大多在 50 岁以上，无外伤而出现腰痛。

3. 怀疑患强直性脊柱炎，需拍骶髂关节斜位片。

4. 有明显的脊柱变形。

5. 有明显的腰骶神经根刺激症状或腰骶神经传导障碍。

6. 有下肢肌肉萎缩，同时伴有腰痛。

7. 无法忍受的腰痛，或严重腰痛，治疗两周以上仍未缓解者。

钡灌肠X线检查前的准备

钡灌肠检查主要是用来诊断结肠病变的一种方法，即从肛门插进一个肛管，灌入钡剂再通过 X 线检查，用于诊断结肠肿瘤、息肉、炎症、结核、肠梗阻等病变。那么，钡灌肠检查前病人需做哪些准备呢？

造影前 2 天不要服含铁、碘、铋、银等的药物。造影前 1 天不宜多吃纤维类不易消化的食物。造影前 1 天晚上，吃少渣饮食，如豆浆、面条、稀饭等。造影当天早晨禁食，包括开水、药品。检查前排空大便，并做清洁洗肠，再去做钡灌肠。有结肠活动性大出血者暂不做钡灌肠检查。

有乳腺癌家族史者不宜做X光胸透

一项研究结果显示，有乳腺癌家族史的女性不适合做 X 光胸透，因为 X 射线可能会增加她们患乳腺癌的风险。

调查发现，如果女性在 20 岁之前接受过 X 光胸透，她们在 40 岁前患乳腺癌的风险是未接受过 X 光胸透女性的 2.5 倍。

研究认为，携带 BRCA1 和 BRCA2 变异基因的女性，其机体修复电离辐射对 DNA 造成的损伤的能力要差得多。为此，专家建议，携带乳腺癌致病遗传变异基因的年轻女性应考虑选择 X 光胸透之外的其他诊疗方法，如磁共振成像等。

经前能否做X线检查

月经周期的调节是一个非常复杂的过程，涉及到下丘脑、垂体、卵巢、子宫等多个器官，在中枢神经系统的影响及这些器官的相互协调作用下，才能发挥正常的生理功能。很显然，正常 X 线检查不会影响到这些器官及中枢神经系统，经期前拍片自然也就不会影响到月经周期，也不会对人体产生其他的副作用。

哪些人不宜做X线检查

X 线可使人体一些敏感细胞染色体畸变率明显升高，细胞存活率下降，并有增加肿瘤易感性等不良作用。下列患者不宜进行 X 线检查：

❶ **共济失调性毛细血管扩张症** 本病伴有免疫功能失调，而进行 X 线照射，免疫功能进一步下降，增加发生恶性肿瘤的机会。

❷ **范可尼贫血** 本病多伴有免疫功能缺陷和易发生白血病倾向。如进行 X 线照射，会发生白血病和皮肤癌。

❸ **布卢姆综合征** 患者生长迟缓，对白光过敏，进行 X 线照射后，可发生白血病等恶性肿瘤。

❹ **色素失禁症** 是一种先天性遗传缺陷疾病，X 线照射后可促发各种皮肤癌和内脏恶性肿瘤。

❺ **唐氏综合征** 又称先天愚型，比较多见，由 21 对染色体不分离引起，有多种畸形和智力低下。X 线可使其肿瘤易感性增加。

❻ **早老性痴呆** 是一种家族性全脑发育不良性疾病，X 线辐射可使其易发生各种脑部肿瘤。

❼ **其他** 患有基底细胞痣综合征、汗管角化症、硬皮病、多发性内分泌瘤、罗伯特综合征、亨廷顿病及视网膜母细胞瘤者不宜做 X 线检查，这类病人对 X 线敏感性高，照射后易发生肿瘤。

做X线检查要适时复查

某些疾病急性期在进行 X 线检查时并不能显示出病理征象，而是要经过一段时间才能够在 X 线上现出"原形"。

1. 肢体某处红肿疼痛，怀疑是骨髓发炎，而拍片结果正常，请注意半个月后一定要复查，原因是骨髓炎引起的骨质破坏，一般是在半个月之后才可在 X 线上显示出来。

2. 寒战、高热、咳嗽、胸痛是肺炎常见的临床表现，如拍片未见异常，请注意，在 48 小时后再复查一次。其原因是肺炎早期在 X 线上显示不出来。当胸片上发现有斑片影像时，炎症渗出多在 48 小时后出现。老年人可在此后 6 周左右再次进行复查，以了解炎症是否完全吸收。

3. 寒战、发热、呼吸困难、痰中带有血丝，胸片发现肺纹理模糊或呈网状，按炎症治疗 2 周后仍不减轻，还感到疲乏无力，应怀疑是否患了肺结核，则应在 2～4 周内复查。其原因是粟粒性肺结核早期仅显示出肺纹理模糊。

4. 外伤后怀疑腕骨、肋骨、锁骨骨折，应尽快到医院进行 X 线检查，拍片未见骨折时，应 20 天左右再复查一次，此期间患者尽量休息，不可随意运动，最好进行适当的固定。其原因是 20 天后骨折处有骨质吸收，可使 X 光片上的骨折线更清楚。

照片子前后该做什么

同样是医学影像检查，有的病人一次就照成功，而有的病人却来回好几趟，由此可见，病人在做医学影像检查时确实有所讲究。所以，病人自己最好了解一些注意事项。

❶ **有的检查要不吃不喝** 比如在做上消化道钡餐时就得这样，相同的还有 PET、CT、DSA 检查。此外，当医生怀疑有肠梗阻、肠穿孔、急性胰腺炎的病人及做 CT 血管成像或怀疑结石存在时，也要空腹。还有的病人不仅要不吃不喝，而且还要喝泻药，或从肛门灌肠，把肠内的粪渣排空，这叫肠道准备，以避免影响泌尿系结石的诊断，或影响钡灌肠的效果。进行 X 线平片拍摄时，也得进行如上的肠道准备。

❷ **有的检查需要吃饭喝足** 也有的医学影像检查要喝足量水才能进行检查。例如：腹部的 CT 检查，喝水的多少以及时间都很有讲究。上腹部 CT 检查时，就得喝稀释的造影剂 300mL，且喝完后片刻即可进行检查。而对肾脏进行 CT 检查时，分次喝水的量累计要达 800mL，且要等 20 分钟方可进行检查。

如果是检查盆腔，包括膀胱、前列腺、子宫等，要分次喝水 1200mL，等上 2 个多小时才能进行检查，并在检查前再喝上 200mL 水。做磁共振水成像检查泌尿系时，也得喝水。在做妇科 B 超检查时要多喝水，且使膀胱充盈后方可进行检查。男科前列腺、膀胱检查也是一样。

❸ **别忘做善后工作** 医学影像检查完毕不是就没事了，你还有不少善后工作需要做。例如，当你注射过对比剂进行 X 线造影，或 CT 增强扫描及造影后，你必须在检查完毕后，在休息

室休息 15 分钟后方能离开医学影像科，谨防过敏反应的发生。

回到家中，需换衣、洗澡，消除放射性污染。再一点就是多喝茶水，促进排泄。而对于做介入诊治的病人来讲，为防止穿刺部位出血、血肿、感染等并发症的存在，往往需留院观察 24 小时，并遵从医嘱用药。

B超、CT、MRI各检查什么病

CT 对肿瘤分辨率高于 B 超，对于 1～2cm 的小肿块，CT 显示率为 88％，B 超是 48％，对于肾癌的诊断率，CT 准确率为 90％，B 超是 44％。尤其是对于脑梗死、脑出血、脑积水、脑动脉畸形、脑肿瘤等疾病的诊断，CT 更为拿手。

但在胆囊疾病的诊断上，情况正好相反，B 超诊断胆囊结石有高度准确性，一般准确率的 95％以上，而 CT 诊断符合率较低，特别是 B 超对肝硬化、脂肪肝、脾肿大、肝癌、肠道病变准确率较高。由于 CT 每 1～5 秒钟扫描一次，对心脏等器官的检查不易获得准确的信息，正常人平静时呼吸至少 3 秒钟一次，受呼吸影响的腹腔器官，如肝、脾，做 CT 检查时要病人暂停呼吸，幼小者、精神失常者、肺功能不全者就不能配合，也就无法检查，做 B 超则无这些限制。

核磁共振成像术（简称 MRI）最大的优点是对人体不产生损害，它可以像我们平时看电视一样，不仅能显示病变组织，还能反映活体组织功能和代谢过程中的生理生化信息。对于骨骼、关节、脊髓、盆腔脏器、前列腺、膀胱、子宫、卵巢、心脏大血管病变及心肌梗死的诊断尤为准确。

CT检查的利与弊

CT 检查和普通的 X 线检查相比较，至少有以下优点：

1.有些脏器由于与周围组织缺少对比度，普通 X 线片很难显示病变，而 CT 常能把病灶烘托出来，如头颅、肝脏以及深藏在腹膜后的胰腺、肾上腺、腹主动脉旁肿大的淋巴结等病变。

2.由于 CT 检查仅隔 1 厘米或数毫米就要扫描一张，又有"增强扫描"的补充，因此，对一些较小的病灶比一般 X 线片更易精确定位。所以，CT 是当前比较先进的诊断仪器。

但是，CT 不是万能的。CT 仍然属于 X 线检查的范畴，因此 X 线显像的限制仍然存在，如缺少对比度的一些脏器就显示不清，中空的胃肠道内的炎症、溃疡、息肉和早中期癌症就难以在 CT 片上识别，其诊断的正确率远远低于胃镜或肠镜，还有过分细小的病灶，或者病灶与周围组织分界不清的，CT 也常常无能为力，而分辨率较好的 B 超却常能胜 CT 一筹。CT 还需克服脏器运动所带来的伪影，因此在扫描时要求患者有规律地屏气，一旦遇到体弱、心肺功能不佳或因其他原因而不能合作的，就会影响扫描清晰度。

不可盲目做CT

CT 扫描是通过发射 X 线来实现的，这种高速微小 X 线光子流照射人体后，一部分穿透人体，一部分被人体组织吸收，有损健康。因此，中老年人应慎重选择。

若短时间内多次照射 CT，会引起白细胞降低，出现疲乏无力、眩晕、呕吐等症状。尤其是孕妇、新生儿和身体极端虚弱的患者，照射后更易诱发畸变、癌变及其他不良反应。

急腹症患者最好不做急诊 CT，常规腹部 CT 扫描宜空腹，并于检查前口服肠道造影剂，使胃肠道充盈，以便区分胃肠道与肝脏、肾脏等实质性器官。但肠梗阻等急腹症难以做准备，因病人过度用口呼吸或出现反向性肠胀气，可使胃肠道积气明显增多，干扰其他组织结构的显示，易导致漏诊和误诊。因此，急腹症患者最好不做急诊 CT。当然，要根据具体情况因人而异。

怀疑脑干、后颅窝及脊髓病变患者不宜做 CT。CT 扫描是对 X 线吸收差别小的正常组织和病变本身的显影，对 X 线吸收差别较大的结构，如后颅窝及脊髓等，扫描后获取的图像可显示横带状"伪影"假象，严重影响这些部位病变的观察。专家建议这些病人做核磁共振检查。

哪些颅脑病CT查不出

CT 在诊断脑外伤、中风、脑肿瘤、脑部感染、脑先天发育畸形等方面都有不错的效果。

下列颅脑疾病做 CT 检查就很难奏效。

❶ **超急性脑梗死** 脑梗死发病 6 小时内，主要是在脑缺血区发生水肿，神经细胞虽然肿胀但未破坏，此时做 CT 检查一般都不能发现病变。研究表明，脑梗死发病 12 小时后，仅 1/2 的患者能够被 CT 诊断出来，少数患者在脑梗死发病 24 小时后仍可能被 CT 漏诊。

❷ **颅底、后颅窝、脑干病变** 颅底、后颅窝解剖结构复杂，做 CT 检查时常常形成大量骨性伪影，对 CT 图像形成明显干扰，

不利于这些部位的病变显示，很容易造成漏诊。

❸ **迟发性外伤性颅内血肿** 某些患者头颅外伤后立即做 CT 并无异常发现，但数小时后，却发生神志异常、反应迟钝、小便失禁、双瞳孔大小不一等现象。此时若不及时复查 CT，不能诊断出颅内迟发血肿，极易导致严重后果。

❹ **颅骨线性骨折** CT 的空间分辨率远不及 X 线平片，对病变的细节显示有限。颅骨发生线性骨折时，其骨折线常细如发丝，用 CT 检查易漏诊。

❺ **某些脑血管畸形** 资料表明，CT 诊断脑动静脉畸形的阳性率仅为 40%。即使能做出诊断，也难以准确显示畸形血管的动脉及静脉，不易制订准确的治疗方案。

❻ **某些脑内感染** 研究提示，88% 的急性化脓性脑膜炎做 CT 平扫无异常发现。单纯性疱疹病毒脑炎发病 3 ～ 5 天，CT 检查可能完全正常。

❼ **其他** 如偏头痛、原发性癫痫、精神性疾病等，均不能利用 CT 做出诊断。但是，有时需要做 CT 检查排除其他器质性病变。

中风后何时做CT

一些严重的中风病人，无论是出血性还是缺血性中风，在急性期常伴有严重脑水肿，可出现剧烈呕吐，甚至可因脑水肿导致脑疝，瞳孔大小变幻不定，呼吸、心跳受抑制。如果不进行脱水治疗，即快速静脉滴注甘露醇并静脉注射速尿，而立即搬动病人去 CT 室检查，常会使病情迅速加重，发生意外。故当务之急是先进行脱水降低颅内压。

一般出血性中风在起病3小时内CT扫描可无异常发现，4～5天后血肿周边开始溶解吸收，10天后小血肿已被吸收，不留痕迹，所以出血性中风宜在起病3小时后至1周内做CT复查，除非怀疑有中风复发，或中风系继发于其他脑部疾患。

一般缺血性中风在发病12小时内液化灶尚未形成，做普通CT检查可无异常发现，以发病后7～11天做CT检查阳性率最高。为及早做出诊断，可在发病12小时后做CT检查。如病人出现偏瘫、语言障碍、吞咽障碍等典型中风表现，即使CT检查阴性也不排除中风可能，宜在1周后进行复查。

超声检查前的注意事项

超声检查是一种无创性的高科技显像检查技术，它具有简单、快速、方便、价格低等优点。检查前应注意以下几点：

1. 做肝、胆、胰、脾等腹部脏器检查时（包括腹部肿块患者），检查前须禁食12小时以上，最好是检查前一天晚上8点以后至检查时不再进食，目的是为了防止进食后胃肠道胀气、胆囊收缩而影响观察。

2. 膀胱、前列腺、盆腔等部位（特别是检查子宫及附件）检查前两小时要饮水500～1000mL，且不排尿，待膀胱充盈、尿意较浓时才能检查。经阴道超声检查时，也需要做同样的准备，因只有在膀胱充分充盈的情况下才能经腹、经阴道检查以形成良好对比，便于发现和观察病变。

3. 经直肠检查前列腺者，需在检查当日清洁洗肠，然后多饮水，且不排尿，等膀胱充盈后再检查。

4. 检查乳腺、甲状腺、心脏、血管、四肢、胸背部、眼睛、肾脏等部位及孕妇检查胎儿时不需要禁食、禁水，一般不需做特殊准备。疑房间隔缺损等心脏病变需做经食道超声检查时，则需做好禁食准备。

5. 超声介入手术前，需做好凝血全套、血常规、心电图、大小便常规等检查，以排除禁忌证。

6. 急诊超声检查时，因情况特殊、紧急、可能因禁食时间不够、膀胱充盈不佳、肠胀气等原因导致部分脏器显像不好，则需条件具备时再复查或做其他检查进一步诊断。

黑白B超和彩超哪个好

妇产科医生建议，育龄妇女在孕前应做一次 B 超检查，了解子宫、附件的情况。有些夫妇想当然地以为，像电视机一样，彩色的自然比黑白的要好，因此彩超比黑白 B 超更好，所以经常会听到怀孕的妇女或其丈夫对医生说要做彩超。其实这是一种误区。彩超在产科应用上并没有特殊性，彩超的颜色（蓝色、红色）只代表血流的方向，这对心脏、血管的诊断很有利，但对子宫和附件的诊断只起到辅助作用。一般采用黑白二维超声就够了。不论是黑白 B 超还是彩超，都需要在专科医生的指导下进行检查，不用担心对身体的影响。

做B超憋尿宜喝碳酸饮料

做 B 超检查最累人的恐怕就数憋尿了，很难有人能一次成功。有人甚至因此而放弃检查，或是检查失效，耽误了病情的诊断。

通常，在做常规妇科检查、产检、泌尿系统检查时，憋尿是B超检查很重要的一个检查前准备，这样才能看得更加清楚。因为适度充盈的膀胱可将肠管推开，使盆腔器官充分暴露；同时，充盈的膀胱可给声束创造一个良好的声"窗"，通过它可看清盆腔脏器；另外，膀胱周围有子宫、附件、前列腺等，没有充盈的膀胱也就无法检查这些器官。

但现实生活中，有些患者怕喝了水不管用。这时，不妨适当喝些碳酸饮料，饮料中的咖啡因有利尿作用，会促进水分排出，加快尿液的生成。也可以喝些淡茶水或者吃些西瓜，这些饮品和水果也有利尿功能，比喝白开水生成尿液的速度要快。

哪些人需要做UBM检查

UBM 是一种特殊 B 超，中文名字叫超声生物显微镜。和一般的超声检查仪相比，其超声波的频率较高，所得到的超声图像更细腻，更逼真，所以就取名叫超声生物显微镜。检查起来和一般的超声检查一样，没有任何痛苦。

UBM 这种超声只能检查眼球前半部分的组织，所以怀疑眼球前半部分有病的患者都可以做这项检查。比如青光眼，是由于眼前部房角结构异常引起，可以通过 UBM 检查来确定诊断，甚至指导手术方案的确立。还有眼外伤病人可以通过该项检查来确定伤情。眼球前部组织长肿瘤也可以用来 UBM 检查出来。

做磁共振前应做的准备

磁共振成像设备的核心是由磁性材料或产生磁场的线圈组成

的一个巨大磁体，好比一个巨大的"吸铁石"，在它周围 3～5m 的范围内产生一个大磁场，对所有磁易感性物质有强大的吸引力。如果人体内装有磁易感性物质及装置，磁共振产生磁场时可导致这些结构移动或功能丧失，因此做磁共振检查前应做如下准备：

1.戴有假牙、电子耳、义眼者，会影响检查，需摘下放在检查室外。

2.手机、手表等电子仪器及金属机械进入检查室，会对上述仪器功能造成损坏，不能带入检查室内。

3.信用卡、磁卡等带有磁条的卡类，进入检查室内，会失去磁条功能，不能带入检查室内。

4.金属皮带扣、衣扣、钥匙、硬币、打火机、项链、耳环、戒指等，进入检查室可能伤及人体，不能带入检查室内。

5.对难以配合检查的儿童，为防止患儿躁动导致的自身伤害及不合作带来的图像伪影，须在检查前半小时使用镇静催眠剂。检查前一天改变患儿的睡眠习惯，如晚睡、早起，可以在一定程度上帮助儿童在检查前更快入眠。

6.做上腹部（肝、胆、胰、脾、肾等）磁共振检查时要空腹，检查前可饮足量水，使胃与肝、脾的界限显示更清楚。

磁疗保健要慎做

❶ **磁疗产品应符合规定**　目前不少磁疗产品是未经正式批准的，一些生产厂家还随意提高磁场强度，致使产品的磁性超过了人体能够接受的极限，短时间可能会收到"立竿见影"的效果，长期使用则会出现各种各样的副作用，如心慌气短、无力、

头晕、失眠、嗜睡、恶心、疼痛加剧、白细胞减少以及过敏性皮炎等等。

❷ **磁疗应因人而异** 不同体质的人或人体的不同部位，能接受的磁场强度有所不同。根据临床试验，小剂量用于治疗冠心病、高血压、神经衰弱等疾病比较适宜；中剂量可用于治疗急慢性疾病如软组织损伤、关节炎，但可能有副作用，应慎用；大剂量对疼痛性疾病疗效较为明显，但副作用大，应当限时或在医生指导下使用。此外，头颈部、男性的睾丸部位、孕妇的下腹部，都要慎用磁疗产品。建议大家在使用磁疗保健品前，最好征求医生的意见。

❸ **磁疗亦有禁忌** 体内植入心脏起搏器的人应禁止使用；体内存有金属异物者，应少用或不用磁疗保健产品。孕产妇应尽量不要使用磁性用品，以免影响胎儿的发育。

生理功能检查有什么作用

具有代表性的生理功能检查和临床意义有下列几项：

❶ **肌电图（EMG）** 神经、肌肉的功能检查。肌电图是将细的针状电极刺入肌肉中，记录肌纤维电位活动的一种检查，可以鉴别病变是运动神经系统中的下位神经元病变，还是肌肉本身病变，还是帕金森病等肌肉张力平衡障碍。

❷ **脑电图（EEG）** 脑电图是通过接触在头皮上的小圆盘（电极）将脑的电位活动导出、记录的一种检查。可检查出癫痫、脑外伤、脑肿瘤、脑出血等疾病，也是一种判断脑死亡状态的检查。

❸ **心电图（ECG、EKG）** 此是作为循环系统常规检查之一

的，大多数人都接受过的检查。其临床意义在于：诊断心律失常、心肌损害、心肌梗死；诊断心脏肥大、扩张状态、先天性心脏病；诊断电解质代谢异常；确认药物的效果等。

心电图检查的种类很多，包括长时间记录的动态心电图、捕捉心脏收缩瞬间的向量心电图、对心脏施加运动及缺氧等负荷下进行的负荷试验。

❹ **心脏超声**　用超声波对心脏进行检查，可以了解心脏形态和功能是否异常。这种检查对于诊断心脏瓣膜病、先天性心脏病、心肌疾病非常重要。

❺ **腹部超声**　用超声波对腹腔内进行检查的一种方法。广泛用于胆囊、肝脏、胰腺等许多腹部疾病的诊断。

❻ **肺功能检查**　临床广泛用于诊断呼吸系统疾病，是通过描记呼吸曲线，检查有无换气功能障碍等，来诊断肺气肿、支气管哮喘、肺间质纤维化等疾病。

什么是外科病理诊断

很多病人和家属对医院的外科病理诊断（简称病理诊断）感到很神秘，其实，医院的病理科只是外科疾病诊治体系中的重要一环。的确，医院病理科为提高医院的整体诊治水平起着保证作用，为疑难杂症揭示了疾病的机理。但是，医院病理科的临床病理诊断，也并非单纯靠组织学形态而确定的。

病理科医生的诊断过程除了运用自己的专业技能，认真、仔细判断病理组织学形态特点、分化程度和生长方式，与相同形态或大同小异的细胞类型做出鉴别诊断外，还必须考虑与复杂病变相关的内容，参考临床医生的诊断意见，结合病人的体征、病状和各种临床实验室、X线检查的报告等。病理医生在综合分析了各种信息后，再结合显微镜下标本中的形态，做出正确的诊断。如果病人和临床医生提供的资料信息不全，标本取材的位置不准或数量不足，就有可能做出错误的病理诊断。

所以，要提高病理诊断的准确率，同样需要病人及其家属、临床医生和检验、X线检查等人员密切配合，提供可靠信息。

正确解读病理诊断报告

一般来说，病理学诊断表述有四种基本类型。

第一类是肯定的诊断。对病变性质诊断明确，从而给以明确、肯定的病理学诊断。

第二类是不能完全肯定的诊断。对疾病名称、病变性质不能完全肯定，或是对于拟诊断的疾病名称、病变性质有所保留的病理学诊断意向。根据意向程度的不同，而在拟诊病变名称之前冠以诸如"符合""考虑为""倾向于""提示为""可能为""疑为""不能排除"之类的词语。

第三类是病变依据不足的诊断。切片所显示的病变不足以做出上述第一类或第二类诊断，只能在报告中对病变的形态要点进行描述，即描述性报告，没有诊断意见。

第四类是不能诊断。送检标本自溶、干涸、过于细小、严重受挤压变形、被烧灼变性或因某种原因无法制成切片等，造成无法做出病理学诊断，此时病理报告将如实说明标本不能诊断及其不能诊断的原因。

如何早期发现高血压的靶器官损伤

高血压造成的心、脑、肾损害一旦发生，病情就会不断发展，使生活质量下降，严重的甚至危害生命，预防或早期发现这些损害具有重要的意义。那么，怎样才能早期发现高血压的靶器官损害呢？以下无创检查可以帮助患者做到有病早知道。

❶**动态血压监测**　将特制的血压监测仪带回家，机器自动每半小时到一小时测量一次血压，24 小时后取下监测仪，经计算机处理得出患者每次测量的血压和心率值。这项检查适用于观察高血压患者有无晨起高血压现象以及夜间血压不适当增高现象，观察降压药物的疗效以及检出自测血压正常但到医院测血压就高的"白大衣高血压"患者。

❷**血管弹性的检查**　只需静卧休息20 ～ 30 分钟，通过特殊的仪器就可以测出患者大动脉和小动脉的弹性，而血管弹性的变化与高血压的各项靶器官损害均有关。

❸**血管内皮功能测定**　血管内膜覆盖着一层内皮细胞，这些细胞对维持血管舒张有重要作用。内皮细胞受损伤，体内许多舒张血管的物质生成减少，收缩血管的物质增多，最终导致血管收缩，血压升高。通过测定内皮功能可以尽早发现异常，及时给予相应的药物治疗，这对控制早期高血压非常重要。

什么是全身PET/CT检查

常规的健康体检包括体格检查、胸片、B 超及一些血液检查等。这些检查能够对人体的健康状况做出大概的判断，但对于早期肿瘤和心脑血管病前期无法准确识别，可能导致受检者身体实际有病而普通体检结果却正常的现象。

由于患病时局部代谢功能的改变往往先于解剖结构的改变和临床症状的出现，而 PET/CT 一次成像可以进行全身检查，同时获得全身的 PET 和 CT 的影像及两者的融合影像，所以能够更加早期发现微小的病变，对疾病的良恶性进行鉴别。结合 CT 影像，又可以获得病变的准确定位。

定期的 PET/CT 健康检查可发现某些早期肿瘤，为患者赢得宝贵的治疗时间和治愈的机会。

"健康体检"是疾病预防的好方式。1～2 年进行一次全面的身体检查，能发现无症状疾病。例如肿瘤，待到长得很大有症状才手术切除，往往已有转移而存活不久。如果在早期发现则手术切除后复发率很低。因此，及早发现疾病是治疗成功的关键。

一般 40 岁以上，有肿瘤家庭史、致癌物质接触史、肿瘤原发灶不清楚或不明原因血清肿瘤标志物升高的人，宜定期进行 PET/CT 健康检查。

什么是治疗药物监测

绝大多数药物都由血液循环转运到细胞受体部位。血药浓度的高低往往直接影响药理作用的强弱。许多重要药物在临床治疗上已经确定了所需的血药浓度范围，即血液中药物的有效治疗浓度范围。只有当患者的血药浓度在此范围以内时，药物才能发挥疗效并不出现毒性反应。

然而由于个体差异，有效治疗血浓度范围只是适合大多数人的参考值，再加上药物剂型、给药途径、个人疾病状况等方面因素，结果是按照平均剂量给药，一些患者得到了有效治疗，而另一些患者则达不到治疗效果，甚至有些还出现了毒性反应。因此，只有针对每个病人具体情况制订出给药方案（个体化给药方案），才可能使药物治疗安全有效。

治疗药物监测就是在药代动力学原理的指导下，应用现代的分析技术，测定血液中或其他体液中的药物浓度，用于药物治疗的指导与评价。利用此项技术，可以很快地分析出患者血液（或其他体液）内的血药浓度，将测定浓度与有效治疗浓度范围比较，可以很快地提示临床医生，患者所服用的药物剂量是否合适。然后根据患者的个体情况（年龄、体重、身高等）制订个体化给药方案，使药物达到最佳治疗效果，减少毒副反应的发生。

什么是药物治疗的依从性

当病人能遵守医师确定的治疗方案及服从医护人员对健康方面的指导时，就认为这一病人具有依从性，反之则认为具有不依从性。药物治疗的不依从性是一个重要问题，病人因各种因素都有可能出现药物治疗的不依从，如果病人不按医护人员的指导用药，随意调整药物剂量或自行停药，可能导致疗程不够影响治疗效果，甚至产生耐药性和抗药性；有的病人在接受药物治疗初期效果不明显时，自行加大用药剂量产生严重中毒，甚至危及生命。因此良好的依从性是提高治疗效果，达到预期疗效的重要手段。

什么是"微创治疗"

微创治疗与传统手术相比，具有伤口小、瘢痕细、手术中出血少、术后病人疼痛轻、恢复快等特点。现代科学技术的发展为微创治疗提供了有力的保障，在 X 光机、CT 以及先进的电子、光学设备的引导下，医生只要在皮肤上开不到 1cm 的小口子，就可以通过特殊的仪器清楚地看到人体内部的各种"零部件"，并且可以把它们放大。在这种情况下，不但能检查器官有无问题，还能当时把发现的问题（有时还是大问题）解决。

目前临床上最常见的微创治疗主要有：

1. 心脏搭桥、放置支架。

2. 腹腔脏器切除，如胆囊切除。

3. 颈、腰椎间盘的介入治疗。

4. 三叉神经痛的射频治疗。

5. 甲状腺微创手术，通过颈腔镜技术治疗甲状腺疾病。

免疫学检查有哪些项目及作用

（一）自身抗体

❶ 类风湿因子（RF） 对诊断慢性类风湿关节炎是不可缺少的检查。风湿热、系统性红斑狼疮、肝硬化在发病时，类风湿因子也会呈现阳性。

❷ 抗核抗体 是在怀疑胶原病时必须进行的检查项目，是一种筛查项目，是以细胞核的各种成分为抗原的自身抗体的总称。

❸ 抗人球蛋白（Coombs）试验 是红细胞自身抗体的检查方法，分为直接法和间接法。自身免疫性溶血性贫血呈阳性。血型不合输血后，母婴血型不合妊娠等导致新生儿溶血性疾病时，直接抗人球蛋白试验呈阳性；而间接抗人球蛋白试验阳性可见于自身免疫性溶血性贫血、输血导致不规则抗体产生时。

❹**冷凝集素试验**　在低温（4℃）的条件下，检查是否存在引起红细胞凝集抗体的一种检查。在支原体肺炎时为阳性，在诊断上具有重要的作用。

❺**C反应蛋白**　作为日常检查炎症性疾病的指标而广泛应用。与血沉相同，在炎症性疾病和组织损伤时增加，因而可了解炎症性疾病的活动性或预后。

❻**HLA抗原**　HLA抗原是在脏器移植时，发挥最强抗原性的抗原体系。为了防止输血引起的副作用也要进行检查。多次输血时，可对HLA抗原产生抗体，出现发热等症状。

（二）病毒检查

❶**HIV抗体**　用于诊断艾滋病的人类免疫缺陷病毒（HIV）的检查。

❷**AIL病毒抗体**　用于诊断成人T细胞白血病的检查。

还有许多其他的病毒抗体检查，如流感病毒抗体、疱疹病毒抗体、风疹病毒抗体、脊髓灰质炎病毒抗体等。

（三）其他非病毒性感染性疾病的相关检查

❶**梅毒血清反应**　梅毒的检查方法有玻片法、凝集法、TPHA法等。三种检查方法结果都是阳性时，即为梅毒感染。只有TPHA法阳性时，为过去曾经感染梅毒，现已治愈。

❷**ASO**　用于诊断溶血性链球菌的感染。ASO是溶血性链球菌感染引起的非毒性抗体，可以测定这种抗体在血清中的含量。

（四）肿瘤标志物

患癌症时特异性产生的物质称为肿瘤标志物。肿瘤标志物种类很多，根据疾病情况来选择合适的肿瘤标志物检测，有助于发现疾病以及观察治疗效果。其中具有代表性的项目包括以下几项：

❶ **CEA（癌胚抗原）** 患消化系统及呼吸系统癌症时呈现异常高值。长期吸烟者也可出现异常。CEA 有助于观察治疗效果。

❷ **AFP（甲胎蛋白）** 增高有助于原发性肝癌的诊断。

❸ **其他肿瘤标志物** 包括 CA19-9、CA125 等不同部位肿瘤的标志物。在日常检查中，肿瘤标志物检测多不单独使用，而是加以组合进行检查。

及时活检能明确诊断

活检即从人体上获得组织标本并进行病理检验的过程。

1.通过手术切取组织的活检，如体表的肿瘤、肿大淋巴结等，胸腹腔脏器、脑以及骨的病变均可通过手术的方法进行活检。

2.通过特殊的细针对体表肿物进行穿刺活检，或用特殊的针对深部脏器或肿块进行穿刺获取组织进行活检，其应用范围有心脏、肝脏、脾脏、肺脏、肾脏等的活检，亦可在 B 超引导下进行。

3.经内镜对空腔脏器进行活检，如气管镜、喉镜、胃镜、肠镜、膀胱镜等。

对临床经活检术获取的组织标本进行组织细胞水平的分析，能做出病理诊断。至今，病理诊断仍被医学界公认为最准确的诊断方法。

一些病人对活检有种恐惧的心理，总是担心活检是否会损伤身体。其实，活检所取的组织很小，尚不足以给机体的功能带来损害。因为机体看似静止实为动态，每天每时每刻都在不停地进行着新陈代谢，完成损伤与修复的过程，例如表皮每 14 天全部更换一次，胃黏膜 3 ～ 5 天全部更换一次等。所以活检所取的组织过一段时间就会被机体自然修复。

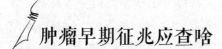

肿瘤早期征兆应查啥

1. 身体任何部位，如乳腺、皮肤、唇、舌或其他部位有可触及的硬结或不消的肿块，应做超声检查。

2. 疣或黑痣有颜色加深、迅速增大、瘙痒、溃烂或出血等改变，应进行行局部切除，做病理检查。

3. 持续性消化不良，应做胃镜检查和做全胃肠钡透。

4. 吞咽粗硬物有梗噎感、胸骨后不适、灼痛或食道有异物感，应做食管镜检查和食道钡透。

5. 耳鸣、重听、鼻塞、头痛、鼻腔分泌物带血、颈部肿块，应做鼻镜和局部 CT 的检查。

6. 持续性声哑、干咳或痰中带血，应做喉镜检查。

7. 原因不明的大便带血或黏液血便、无痛性血尿，应做结肠镜和钡剂灌肠检查。

8. 月经不正常、阴道大出血、月经期外或绝经后不规则阴道出血，应做妇科阴道镜和超声波检查。

患肿瘤为何需做影像、内镜检查

肿瘤的早期诊断主要靠综合诊断，需要准确地定位、定性，因此影像检查和内镜检查是非常重要的手段。

从临床上看，纤维支气管镜对肺癌的诊断准确率很高，甚至可以直接观察中央型癌肿的性状。对痰检癌细胞阳性，X线胸片阴性的"隐性肺癌"，诊断准确率可达90%以上。胃镜结合活检对小胃癌（肿瘤直径≤10mm）、微小胃癌（直径≤5mm）的发现，可使手术治愈率达100%。纤维、电子结肠镜对结肠癌、直肠癌的微小病灶也能发现，通过活检可以做到定位、定性。B型超声检查对发现直径≤3cm的肝癌、胰腺癌，CT对肝、胰、脾、肾等实质性脏器的占位性病变的诊断准确率都很高，可以发现小肝癌、肝内转移癌，其诊断准确率可达90%以上。

因此，做影像检查和内镜检查，对于排除或早期发现肿瘤是非常必要的。

读懂体检报告中的癌变信号

很多医院都开设有"肿瘤标志物"体检项目，然而很多人在拿到检查结果时，面对体检报告单上半懂不懂的数据和字母，往往无法做出合适的判断。

肿瘤诊断中，虽然目前病理诊断是肿瘤诊断的"金标准"，但是由于肿瘤标志物检测简便易行，对人体伤害也小，仅需要血液或者体液就可以检测到早期癌症的踪迹，因此具有较大的临床意义，并且病人也乐于接受。

常用的肿瘤标志物有以下几种：

甲胎蛋白（AFP）：是一种非常常见的肿瘤标志物，可以检测出80%以上的肝癌及大部分的生殖器肿瘤，如卵巢癌。

癌胚抗原（CEA）：升高则预示着结肠癌与其他消化道肿瘤，而且越到癌症晚期，肿瘤越大，CEA数值越高。

糖基抗原CA199：可作为胰腺癌、胆管癌的诊断和鉴别指标，肝癌、胃癌、食道癌、部分胆管癌的患者亦可见增高。

糖基抗原CA125：常用于卵巢癌的诊断，子宫内膜癌、胰腺癌、输卵管癌也有轻度升高。

糖基抗原CA153：可用于乳腺癌患者的诊断，尤其对于转移性乳腺癌的早期诊断有重要价值。

前列腺特异抗原（PSA）：是前列腺癌的特异性标志物。

肿瘤标志物检验报告该怎么看

一般来说，体检者拿到手的检验报告内容包括一般项目（姓名、性别、年龄、标本来源、收到日期、开单医师等）、结果与检查师的签名，结果内容包括肿瘤标志物名称、检测值正常参考值和检测方法。

体检报告只要是将肿瘤标志物检测值和正常参考值做对比，如果有非常明显的增高，癌症可疑非常大，应该做进一步的全面检查，必要的时候需要做 PET、CT，进行全身扫描。即使是轻微超标，也不能置之不理，为了彻底排除癌变早期的可能，需要隔一两个月就去医院进行复检，如果持续升高，就要怀疑是癌变在发展，如果一直没有明显的升高，一般为良性病变，可能是器官炎症。假如是癌症患者手术后发现标志物持续增高，就要考虑复发的可能性。

由于有的肿瘤标志物的正常参考值（如前列腺特异抗原PSA的参考值）是随年龄而有所变化的，而且任何检测都不可能百分百准确，因此当发现体检报告数值偏高的时候，应该马上请医生帮助解读。

哪些人需做防癌普查

所有的癌症高危人群都应该做防癌普查。

45 岁以上的成年人，有三大致癌因素之一，就应该做一年一次的防癌普查了。三大致癌因素中，第一是癌症家族遗传因素：如母亲或姐妹得过乳腺癌的人，患乳癌的危险比没有家族史的人要高。第二是病史因素：80% 的肝癌患者有乙肝病史，长期患胃病的人属于胃癌的高危人群。第三是职业因素：如果工作中经常接触放射性物质、有毒物质，或者工作环境污染严重，更容易患癌症。此外，有长期不良的生活习惯的人，如吸烟等，也属于癌症的高危人群。

如何计算化疗的周期与疗程

大多数肿瘤患者或家属都不会正确计算化疗的周期或疗程，甚至有的患者在化疗周期过后才来医院进行该周期的化疗，这样不仅延误了疗程，甚至可能导致化疗的失败。因此，肿瘤患者应正确掌握化疗的周期和疗程计算方法，并定期定时进行化疗以达到最佳疗效。以下是正确的计算方法：

从注射化疗药物的第 1 天算起，至 21 天或 28 天，即 3 ~ 4 周称之为一个周期。在每一个周期中不是每天都用化疗药，通常是前 1 ~ 2 周用药，后 1 ~ 2 周休息，其目的是使病人的身心都能得以短时休整，关键是待骨髓功能恢复正常水平，但是有的化疗药物抑制骨髓的时间较迟，恢复较慢，所以个别方案需 6 周才算一个周期。而一个疗程通常是连续化疗 2 ~ 3 个周期，有的肿瘤患者则需要化疗 4～6 个周期才算一个疗程。每一疗程后常有较长时间的休息，一般为 2～3 个月，主要目的是恢复或重建病人机体免疫功能，使病人各脏器功能得到充分调理，同时也建议病人在此期间使用一些能提高免疫功能的药物或营养物品。若病情需要则进入下一疗程的化疗。

放疗常见副作用及防护

接受放疗的癌症患者，如果有针对性的注意如下几方面保健，对减少副作用，促进体质康复无疑是很有帮助的。

❶ **心理准备** 事先让患者知道，大剂量辐射会破坏癌细胞或减慢其生长速度，也会破坏正常细胞，同时会出现一些副作用。这样才能使病人有心理准备，正确对待副作用，减轻焦虑，并有助于将并发症减少到最低限度，改善生命质量。

❷ **疲劳** 放疗的第一个副反应是疲劳，可影响病人的生活质量。患者要养成有规律的生活习惯，尤其应保证足够的睡眠时间。晚上睡眠至少 8 小时，白天要坚持午睡；要适量运动，尽量做些轻度锻炼，如散步、打太极拳、到空气清新的公园或河边做呼吸操等，这样可增强体质；如仍需工作者，要减少工作时间，减轻工作负担。

❸ **腹泻** 如果腹泻，要避免进食难消化或刺激胃肠的食物，严禁喝酒；如腹泻导致脱水或电解质失衡，可以适量喝些饮料、吃水果以补充水和电解质；多吃些高钾食物，如香蕉、杏、土豆等。

❹ **食欲减退** 应少食多餐。流质食物容易消化，为增加热量和维生素，可加奶、冰淇淋、蜂蜜或其他补充食品。也可适量

选食具有健脾和胃的红枣粥、山楂粥、山药粥等，既可以增加营养也帮助消化。

❺ 皮肤 放疗区皮肤会发红、瘙痒，容易感染，可选用消炎止痒药水涂搽，不要用手乱抓，以免破皮感染而久不愈。

❻ 黏膜刺激 头颈部放疗常引起黏膜干燥，口腔和喉部疼痛。减轻症状可饮冷开水或冷饮料，以保持口腔湿润。避免酸性饮食，忌食过热或过冷饮食，以防损伤组织。禁烟忌酒，也不要吃干涩粗糙食物（如饼干、粗纤维过多的蔬菜）。

❼ 脱发 头部放疗可损伤毛囊而引起脱发，放疗结束后，毛发可能再生。爱美之人在放疗前应准备帽子、头巾或假发。

化验前要注意什么

化验是通过对人体血液、尿液、粪便或其他体液中各种化学或细胞成分进行定性或定量分析来协助诊断的过程。为保证化验结果的稳定和准确，一定要放松心情，积极配合。

❶ 抽血前要注意什么 概括为一句话，即"清晨空腹最好抽，不饮浓茶禁烟酒"。空腹血是指清晨未进餐前，距前一餐12～14小时所抽取的静脉血，由于此时期胃肠的消化与吸收活动已基本完毕，血液中的各种成分比较恒定，故测得的各种数值能较真实地反映机体的变化，有助于疾病的诊断。

❷ 留小便前要注意什么 送检查的小便以清晨第一次尿为宜，应避免月经血、粪便、阴道分泌物等的污染，尿量最好在20mL以上。尽量在医院内用医院提供的一次性洁净容器留尿，防止尿液放置时间过长，或用不清洁的容器，使尿液中的某些成分破坏而影响检查结果。

❸ **留大便前要注意什么**　大便留取后应 30 分钟内送检，通常采用自然排出的粪便，装大便的容器应洁净干燥，如大便有黏液或血液，应选取黏液及血液部分送检查。

化验前要做好这些准备

化检验查结果直接影响到病情诊断，因此，化验前必须做好充足的准备。

❶ **注意饮食**　在化验前一周就应该规律饮食了。避免暴饮暴食和吃过于油腻的食物，不要饮酒，不然会影响血脂、肝功能指标的检验结果。

❷ **避免剧烈运动**　过于剧烈的运动，会使血液和其他体液中的某些化学成分发生急剧的变化，如血液中的白细胞数量升高，尿中的肌酐、尿酸等含量升高等，以致误诊。所以，在化验前 2～3 天，不要做长跑、游泳等剧烈运动。

❸ **注意生理或病理的影响**　一些女性在月经或者怀孕时做检测，结果会显示"贫血"，而这可能是正常生理变化带来的结果。还有一些患者在发热时，结果也会不准确，化验前要注意，尽量避开这些时候。

❹ **掌握时间**　在检验大小便等项目时，样品送检时间应尽量控制在 2 小时内。

此外，患者还要注意，到达医院后，应休息 15～20 分钟后再抽血，同时要避免情绪激动。

化验前几类药需停吃

❶血常规　青霉素、头孢菌素、避孕药等，可造成血红蛋白检测结果偏低，出现假性贫血；可的松等则会使白细胞数量增高，出现炎症假象。

❷肝功能　卡那霉素、黄体酮等可使转氨酶检查结果出现误差。维生素 K 可使胆红素测定值偏高，咖啡因、茶碱等可使胆红素检查结果偏低。

❸血沉　避孕药、维生素 A、丙种球蛋白可使血沉增快，促皮质激素可使血沉减慢。

❹血脂　维生素 A、维生素 D 等可使胆固醇升高，硝酸甘油等可使甘油三酯升高。

❺电解质检测　双氢克尿噻、速尿、利尿酸等药物，对肾脏有保钠排钾作用，可使血液中钾离子含量降低，因此对血液电解质化验结果有一定影响。

❻淀粉酶　吗啡、可待因、消炎痛等镇痛药，易致血、尿淀粉酶含量升高，在用药后 3 ～ 4 个小时影响最大，24 小时后才能消失。

因此，在临床化验时应在化验前几天停用会出现干扰检测结果的药物，以确保化验结果的准确性，但是否停用，最好咨询医生，以免耽误病情，造成严重后果。

如何看待检验结果

到医院检查身体，免不了要做各种各样的检验，又免不了会发现这样那样的问题，搞得体检者和家人都很担忧。弄到最后，这些担忧又有可能仅仅是虚惊一场而已。问题在哪里呢？可能就在于如何看待检验结果。

人体是一个活体，体内的各项生化指标保持一定的动态平衡。因此，各种被检验指标的正常值也是在一个范围内波动的。所以凡是在该范围之内的均应视为正常。比如前一次血清谷丙转氨酶为 22U/L，这一次为 34U/L，数值升高了 12U/L，但依然在正常范围，不应该看成异常。

然而，在正常范围之外的小范围内的波动也不一定有临床意义，因为一个生化检验项目的影响因素常常很多，对检验结果需要综合分析及追踪观察。比如谷丙转氨酶为 48U/L，或者 52U/L，比正常值 40U/L 高一些，这可能是因为患者抽血前做了剧烈运动，或者患了感冒、腹泻等原因所致，而不一定是因为肝炎引起的。另外，不同医院的检测由于所用的化验方法不同，正常值范围也有不同，要区别对待。最后，检验方法的高度敏感，使检验结果产生假阳性的可能性存在。当今科学技术正在日新月异地发展，临床检验方法也随着科技发展的步伐而发展，比如用先进的聚合酶链反应（PCR）、荧光定量 PCR 等方法检测血液中病毒DNA 的存在及含量，已成为临床检验常规，用时间分辨荧光免疫分析法检测乙肝病毒五项指标含量，对乙肝治疗起重要的指导及疗效评价作用，这种方法也正快速推广至临床应用中。但是，由于这些方法高度敏感，检验结果也会有一定的波动性，加上实验方法的难度较高，而且多数为半自动化操作，有些医院这些检验操作常常由科研人员承担，而这些人员在换班时就会有一个交接班过程，在这个当口的检验结果或多或少也会出现不稳定的情况。所以，在发现检验结果异常时，别忘了考虑到这类原因。

如果在没有自觉症状时出现检验结果的异常，原因可能有多种，当事人先别着急，首先应该冷静地咨询专科医生，排除上述影响因素。若化验结果仍然不能解释，就要继续在医生的指导下，对该检查项目自动态观察，以便及时把疾病控制在萌芽状态。

化验正常未必健康

健康体检项目一般包括血常规、尿常规、肝功能、肾功能、血糖、血脂、肿瘤标志物、肝炎标志物等。各项体检化验正常是指各指标在参考范围内，但这并不能说明身体健康。

一方面，任何一种体检，即使是收费高昂的豪华型体检，也会有一些假阳性和假阴性存在，其中既有人体状况动态变化的因素，亦有检查设备和技术敏感性问题。比如，虽然健康体验中包括肿瘤标志物检查，但很难发现早期的肿瘤，如早期肺癌发现需肺部 CT 片，消化道肿瘤发现需依靠胃镜、肠镜检查，而这些项目都是常规体检中不包括的。由此可见，常规体检存在一定"盲区"。因此，即使体检结果无重大发现者，也不能认为就万事大吉了。在体检时您还应主动提供自己的个人健康信息（病史和症状），如有无咳嗽、咯血、胸痛、腹痛、大便习性改变、血尿等症状，医生可根据这些信息分析患者的身体情况，并指导做进一步检查。

另一方面，应该先明确一下怎样才算是健康。世界卫生组织（WHO）给健康下的定义是"健康是指生理、心理及社会适应三个方面全部良好的一种状况"。根据这一定义，人群中真正健康（第一状态）和患病者（第二状态）不足 2/3，有 1/3 以上的人处在健康和患病之间的过渡状态，世界卫生组织称其为第三状态，国内常常称为亚健康状态。处于亚健康状态时，各种检验结果均可为阴性，但人体有各种各样的不适感觉。由此可见，体验结果正常，也有可能处于亚健康状态。

化验单上的参考范围

化验检查的最终目的是判断化验结果是否正常，因此各项化验检查都应有正常值或正常范围。正常值是较陈旧的概念，因其词义不清、表述欠精确而逐渐被淘汰，如今化验单上的正常值已被参考值或参考范围所取代。

那么，参考值或参考范围是如何确定的呢？它是研究人员对未患有相应疾病的正常人群进行相应检查，然后用统计学方法对检查结果进行统计，取其95%或97.5%的范围作为参考范围。

需要注意的是，化验结果低于或高于参考范围，也不一定就是病理状态或患了某种疾病，因为一个人的化验结果受很多因素影响，比如剧烈活动、发热、受寒和精神紧张等，都会使人在尿中出现蛋白，并且高于蛋白尿的参考范围上限（150mg/24h）。这种尿蛋白的出现是人体的正常现象，被称为生理性蛋白尿，应与肾脏疾病引起的病理性蛋白尿相区别。运动员由于肌肉发达，其肌酸肌酶（CK）含量会明显高于参考范围，并不表明其患病。这样的例子还有很多。其实，化验检查只是疾病信息的一个方面，有了化验结果，医生再结合症状、体征及其他辅助检查等信息综合分析，才能做出正确的判断。

此外，不同年龄或性别的人的化验结果，不能用相同的参考范围判断。因为不同年龄、不同性别的参考范围存在差异，如果用一个范围去判断，往往会得出错误的结论，误导临床判断。比如初生儿的胆红素、红细胞、血红蛋白水平与成人相差很大，儿童、少年的碱性磷酸酶水平普遍高于成人，老人的肌酐清除率自然会降低，男性的肌酸激酶、酸性磷酸酶高于女性等等。

化验单上的阳性和阴性

常常看到化验单上面写着阳性或阴性的字样，这是什么意思呢？

原来，在做化验检查时，有的化验结果，不用数字表示，而只用阳性或阴性表示。譬如糖尿病人化验尿，有尿糖就是阳性，没有尿糖就是阴性；肾炎病人化验尿中的蛋白，有蛋白就是阳性，没有蛋白就是阴性。阳性和阴性也可用"+"和"-"号表示，当然"+"号越多，病情也越重。

阳性有两种表示，一是定性表示，如乙型肝炎表面抗原（HBsAg）、甲胎蛋白（AFP）等，如有"+"号，就表示存在；二是定量表示，如尿糖、大便潜血、肝功能的麝浊、尿蛋白等。

那么，阳性好还是阴性好呢？这要看是什么情况，一般来说，阳性结果表示不正常，也有的例外，如怀孕的妇女妊娠试验阳性，就不能说是不正常了。

化验单上的补体C_3

补体是新鲜血清中正常蛋白质的一部分，是有9个成员的"家族"，称之为补体系统，其中以C_3含量最高，正常值1.2g/L，易于检测，其变化与很多疾病有关，因此医生们常检查患者血清

中 C_3 的含量。

C_3 的降低见于急性肾小球肾炎、系统性红斑狼疮、狼疮性肾炎活动期、器官移植排斥反应、慢性活动性肝炎、肝硬化、先天性 C_3 缺乏症。这些人易反复感染，久治不愈。

C_3 作为急性炎症时期的反应物质，其增高常见于各种急性炎症，某些肿瘤，特别是肝癌。

如何看懂化验单提示语

当要表明被检验物质的有或无时，为定性检验，一般用"+"表示"阳性"，用"±"表示"弱阳性"，以"–"表示"阴性"。

"阴阳"或"+"并不一定代表检查结果异常。例如：尿常规化验时，尿蛋白"阳性"或"+"，表明尿液中检测有蛋白。尿中有蛋白常见于肾脏疾病、心衰、发热性疾病和泌尿系统感染等。而乙肝"两对半"的检验结果中，乙肝表面抗体（缩写为 HbsAb 或抗 -HBs）"阳性"或"+"，说明可能以往有乙肝感染或隐性感染史，目前正处于恢复期，还可能是接种过乙肝疫苗，产生了保护性抗体。

当要表明被检验物质多少时，为定量检验，此时要用具体数值形式的报告。一般用"↑、HIGH、H"等表示数值高于正常，以"↓、LOW、L"等表示数值低于正常。

一般情况下，超出正常参考值范围可能属于异常。如血常规里的白细胞（WBC）计数，正常成人参考值范围为"（4～10）×10^9/L"。白细胞增多常见于严重创伤、感染、出血、中毒、血液疾病等；减少常见于病毒性感染、严重败血症、药物或放射线损伤以及某些血液疾病等。

化验准不准与患者配合有关

化验结果准确与否，与病人的配合有着密切的关系。

化验时间一般以上午为好。因为机体经过一夜的休息后，体内的各种物质成分含量处在相对恒定的水平。此外，复查化验也最好在上次同一时间进行。

一般静脉取血的化验项目都要求空腹，因为进食后各种营养物质先后被吸收进入血液，从而改变了它们在血液中的含量。如血糖在饭后半小时含量最高，4 小时才恢复到空腹水平。而血脂在饭后 4 小时含量最高，8 ～ 12 小时才降到空腹水平。

有些食物在化验前不能食用，如查血脂和肝功能前，不宜食用高脂肪食物；查大便潜血前，不能食用动物血、肉、肝或富含叶绿素的食物以及铁剂和中药等，因为这些食品会使检验结果呈现假阳性。查尿糖前，则不宜多服具有还原性质的药品，如维生素 C、水杨酸类及链霉素等，因这类药物可导致尿糖试验呈假阳性结果。化验血或尿前，勿过多饮水，饮水过多可使血液和尿液稀释，导致结果偏低。

怎样留取化验标本

有人说，化验准不准患者有一半的责任，因为患者留取标本不合要求，往往会造成化验结果不准确。下面就常做的化验检查及标本留取介绍一下。

❶ **血液** 通常由医务人员采集，血常规及生化检验取血时不需要空腹，但血脂检查、空腹血糖检查时，一定要求空腹。

❷ **尿液**

※ 通常以当日凌晨第一次小便为好，因为夜间饮水少，小便浓缩，容易查到各种病理成分。

※ 门诊病人可随时留取新鲜小便，及时送检。

※ 留取标本必须放入医院提供的干净容器内，并注意避免经血、白带、粪便污染。女性来月经时，最好不做尿检验。

※ 做 24 小时尿检验时，须加防腐剂（由医院提供）。

※ 做细菌培养时，应取清晨第一次清洁的中段尿，置医院提供的无菌试管中。女性应先清洗外阴后再留取尿标本。

❸ **粪便**

※ 留取新鲜粪便约 5g 即可，放入由医院提供的有盖容器内送检。

※ 标本中不得混入尿液，且送检时间不能超过 1 小时。

※ 若做隐血试验，从检验前 3 天即应禁食动物血、肝脏及富含叶绿素的食物、铁剂、中药等，以免出现假阳性。

❹ **痰液**

※ 患者应收集新鲜的真正的痰液而不是唾液，即起床刷牙漱口后，用力咳出气管深处的呼吸道分泌物。

※ 盛放痰液标本的器皿，应用不吸水的，且要加盖。若做细菌培养，需用医院提供的无菌器皿。

※ 用于细胞学检查的痰液标本，应取上午 9 ～ 10 时深咳出来的痰并及时送检。

※ 如用浓缩法找抗酸杆菌（用于诊断肺结核）时，应留 24 小时的痰，且不能少于 5mL。

❺ **精液**

※ 留取的精液应放入清洁、干燥的小瓶内送检，为了保证

化验结果的准确性，送检时间不能超过 30 分钟。

※ 冬天气温较低时，应保暖送检。

※ 化验前夜禁止同房。

怎样留取病毒标本

常用的病毒标本有脑脊液、咽喉洗漱液、血液、粪便等，须根据疾病性质来决定采取哪种标本。

1. 上呼吸道感染应采取咽喉洗漱液。洗漱液用生理盐水（0.9%）或自配淡盐水 15mL。方法是，先让病人咳嗽，然后以洗漱液反复洗漱咽部 1 分钟，洗漱毕将液体直接吐入试管内（试管应由医院备好）。采取标本的时间一般在发病的第一日采集，最迟不得超过 3 日，最好选择在体温 38℃ 以上时采集。患病小儿不能含漱时，可用消毒的大棉拭子，采取咽部黏液。此方法常在医院进行。

2. 肺部感染应采取痰标本，以清晨第一口痰为最佳。

3. 大便标本一定要取新鲜大便，容器须干净、干燥。病人如果无大便，可用大棉拭子插入肛门采取。收集标本时须注意：①避免污染。因为各种标本均含有大量杂菌，所以应避免污染自己和他人的手。②采集好的标本，应尽早送到医院检查，不可放置过久。

抽血化验前应注意的问题

血液是联系全身各器官的液体组织，它通过心脏的推动，有规律地在全身各脏器内不断流动，把各种物质从一个器官输送到另一个器官，与各个组织器官发生密切的联系。当人体任何一个器官发生病变时，都可以直接或间接地影响血液量或质的改变。所以当机体某一器官发生疾病时，往往需要做血液化验。

那么，抽血化验前应注意哪些问题呢？

❶ **注意卫生，避免感染** 抽血的前一天，最好洗个澡，将双手臂洗干净，这样抽血时，消毒会更好，可避免伤口感染。

❷ **衣袖要宽松** 抽血当天，不要穿袖口过小过紧的衣服，避免抽血时衣袖卷不上来，或抽血后衣袖过紧引起手臂血肿。

❸ **保持体内水分** 到医院前，可适量喝一点水，对调节机体代谢平衡有好处，并可减轻头晕、心慌。

❹ **针对不同的化验项目区别对待** 如血糖检查，餐后血糖，一定要吃饭后再做检查；餐前血糖，早上一定不能吃饭，才能检查。血脂检查之前，最好不要吃含油脂过高的食物，如排骨汤、粉蒸肉等。查胆固醇前，少吃鸡蛋。

这是因为正常血液中的生化成分的含量，除因年龄、性别等不同而有差别外，还可受饮食、运动、精神、用药等因素的影响，而晚饭后进餐的食物经十几个小时的消化吸收，在次日清晨体内各物质浓度最为平稳，因此测定的结果也较为真实可靠。若在进食后采血，会受所进食物成分的影响，血液中将出现血糖、血脂、电解质（如钾、钠、钙、氯、磷）等浓度的升高，所测结果不能真实地反映机体各种化学成分的浓度，尤其是进高脂肪的食物，可引起血液中暂时性乳糜微粒性高脂血症，影响检验结果。

❺ **每一次采血的体位最好保持一致** 有人比较过立位与卧位采血 17 个项目的检验结果，发现其中 12 个项目的指标立位高于卧位，尤以总蛋白、白蛋白、碱性磷酸酶、谷丙转氨酶增高为

明显。因此提醒患者每次抽血要注意保持体位的一致。

❻ 暂时停服某些药物 药物对检验结果的影响较复杂，采血前以暂停各种药物为宜，如果某种药物不能停用，则要了解对检验结果产生的影响。如土霉素、四环素、核黄素等会使血液呈黄色，若用碱性苦味酸法测定肌酐，将会出现测定结果为负值。

❼ 暂时停止吸烟 烟瘾大者一氧化碳血红蛋白含量可达8%，而不吸烟者含量在1%以下。此外，儿茶酚胺、血清可的松浓度也较不吸烟者为高。血中白细胞数将增加，高于非吸烟者30%，嗜酸性粒细胞减少，中性粒细胞和单核细胞增多，平均红细胞体积偏高等。

❽ 忌剧烈运动 剧烈运动，汗水挥发，血液中的许多成分会发生急剧的变化，造成化验结果误差。例如剧烈运动后白细胞计数可高数倍而被认为有炎性病症，肌酸激酶、谷丙转氨酶、谷草转氨酶升高而被戴上心肌梗死、肝功能不佳的帽子。剧烈运动后血中肌酐、尿中尿酸的含量都会升高，甚至尿中出现红细胞、大便隐血阳性。凡此种种，都易造成误诊。因此，在化验前1～2天应避免剧烈运动，化验当天亦应避免长距离骑车和步行，以求得化验结果正确。

还要注意的是，一定要求医生把姓名写正确、工整，避免同名或相类似名混淆，带来不便。

血液化验应向医生说明的问题

很多因素都可以影响血液化验的结果，影响医生对疾病的判断。因此，在进行血液化验时，病人有下列情况，均应向医生说明，以便医生综合考虑，正确分析化验报告单结果：

❶ **女病人在月经、妊娠期间**　应事先向医生说明。因为女性在月经、妊娠期间，其血液中的某些化学成分（如血沉、肝功能、胆固醇等）会发生正常的生理改变。

❷ **患者在抽血时正在服哪些药物，或以前曾长期服用过何种药物**　均应向医生说明。因为服用某些药物，如某些抗生素、抗癌药物、抗结核药物、激素等，血液检查结果会出现某些项目值的改变，所以，应告知医生，以便参考。

❸ **有出血倾向或患有出血性疾病的病人**　如血友病、凝血机制障碍的病人，必须在抽血前向医生及护士说明，以便事先做些预防出血的措施。

❹ **极易发生感染或皮肤破损后不易愈合的病人**　应向医生说明，以便加强消毒及采取相应措施。

❺ **经常接触放射性物质、苯胺等的病人**　应向医生说明，因为这些物质也可引起血液中某些成分的改变。

验血请伸左手无名指

❶ **便于操作且比较安全**　手是人体体表裸露部位中运动最自如、最灵活的器官，手部取血便于医生操作，又可以避免大量出血。

❷ **不影响日常功能**　手指采血虽属微小的人为创伤，但小创口仍需经过数天后才能完全愈合。日常生活中，大多数人都为右利手，即精细的复杂动作大都需要右手来完成，而左手则相对来讲空闲时间较多。这样，选用左手取血，对手部功能的影响相对较小。所以化验采血的职责便理所应当地落在了左手无名指上。

❸ **后遗创伤较小**　在解剖生理上，每个手指的屈指肌腱都

有滑膜囊包裹，以起到润滑、抗震的作用。不同手指滑膜囊的大小、深浅及解剖结构各不相同，其中，拇指和小指的滑膜囊可直接通向手掌深部，如果一个拇指或小指发生感染，就有可能继发整个手掌深部感染，还有可能殃及其他手指。而无名指的滑膜囊位于手掌浅部，因此受到创伤后，即便有感染也不会引起手掌的深部病变，也不会累及其他手指。

❹ **疼痛感觉轻**　手指部位神经末梢分布丰富，不同手指所受神经的支配不同，其疼痛阈值也不尽一致。取无名指指尖的尺侧取血，只会牵涉尺神经末梢，因影响范围较少，疼痛也较轻微。

❺ **其他情况**　到医院作血化验检查，凡用血量小于 0.1mL 的检验项目，如血常规、血型、血小板计数、血红蛋白测定、疟原虫检查等单项血液检验，都可采取末梢血。

上述分析说明，末梢采血以左手（左手者则取右手）无名指指尖尺侧为最佳采血部位。当然，若患者为半岁以内的婴幼儿，因其手指太小不利于取血，医生通常在其足部拇趾或足跟部采血。对于严重烧伤的病人，医生只能选择皮肤完整的部位采血。

抽血后如何止血

约有 70% 的患者在抽取静脉血后不知道如何正确止血，其主要误区表现在以下三个方面。

误区一：压迫面积太小　由于静脉抽血时注射器不仅刺破皮肤表面，而且要扎入静脉血管才能抽出血来，所以皮肤表面的针眼并不一定与血管壁上的针眼在一个点上，按压时仅仅用一根手指压住了皮肤表面的出血点，并未能有效按压住血管上的出血点，因此才会出现渗血、瘀血情况。正确的止血按压方法应该是用三个手指压住抽血处，将皮肤表面和血管壁上的出血点整体压住，就可以避免血管继续出血。

误区二：止血时边按边揉 抽完血后由于血小板还没有凝固，血管针眼处仍在继续出血。因此按压时千万不能揉，轻揉出血处不仅不能止血，相反会加速出血。

误区三：按压时间过短 正确的方法应该是用三个手指坚持按压 3～5 分钟，年龄大或血小板异常患者时间应更长些。

部分化验项目简介

GPT（谷丙转氨酶）：若高于正常值，可见于各种类型的病毒性肝炎、中毒性肝炎、脂肪肝、肝硬化、肝癌以及肝外胆道阻塞性疾病，亦可见于急性心肌炎、急性心肌梗死、脑梗死、急性胰腺炎、进行性肌营养不良症以及广泛的肌肉损伤等。

HBsAg（乙肝病毒表面抗原）：若检验报告为阳性，可能是乙肝患者或无症状病毒携带者，应进一步检查肝功及乙肝病毒五项，俗称"两对半"。

BUN（尿素氮）：超过正常值则提示肾脏功能发生障碍。

FBG（空腹血糖）：若高于正常值，应复查或查餐后 2 小时血糖及葡萄糖耐量试验等，以便确认有否糖尿病。

TCH（总胆固醇）：此值升高可见于肥胖症、糖尿病、肾病综合征、甲状腺机能低下、黄色瘤、家族性高胆固醇血症、动脉粥样硬化以及肝外胆道阻塞性疾病、胆汁性肝硬化等。若低于正常值，常见于营养不良、甲状腺功能亢进、恶性贫血、溶血性贫血及某些感染性疾病及癌症等。

TC（甘油三酯）：比正常值高见于肥胖症、糖尿病、肾腺皮质功能亢进、肾病综合征、原发性高脂血症、酒精中毒以及长期摄入高脂肪、高糖、高热量饮食等。

HDLP（高密度脂蛋白）：具有抗动脉粥样硬化的作用。

LDLP（低密度脂蛋白）：其主要成分为胆固醇，约占50%，该值升高容易促发动脉粥样硬化。

AFP（甲种胎儿球蛋白）：正常值不超过25ng/L。如连续几次检查都在400ng/L以上，则提示有可能为肝癌。

如何看血常规化验结果

血液常规化验主要包括血小板、血红蛋白、红细胞、白细胞和白细胞分类五项。

血小板主要起止血、凝血作用。其正常值为（100～400）×10^9/L。当患原发性或继发性血小板减少性紫癜、再生障碍性贫血等疾病及应用某些药物、接触某些化学试剂等均可引起血小板减少。血小板增多见于某些血液病及脾切除术后等疾病。

血红蛋白的正常值男性为120～160g/L，女性为110～150g/L；红细胞的正常值男性为（4.0～5.5）×10^{12}/L，女性为（3.5～5.0）×10^{12}/L。血红蛋白与红细胞的检验意义相似。在病理状态下，红细胞增多见于重症吐泻、大汗及肺心病等。红细胞减少常见于各种贫血，也可见于月经不调、钩虫症、痔疮等慢性失血和急性失血后期以及肝病、肾病等。但在急性失血前期由于机体应激反应而不表现血红蛋白减少，应予以注意。

白细胞正常值成人（4～10）×10^9/L，儿童（5～12）×10^9/L，新生儿（15～20）×10^9/L。病理状态下，白细胞数的增高最常见于急性感染和化脓性炎症，如扁桃体炎、肺炎、阑尾炎等，其次为急性中毒，如糖尿病酮症酸中毒、尿毒症等，在手术、外伤和许多急性病、血液病时也增多。白细胞偶然性减少见于病毒感染，如流感、肝炎等，某些血液病，肝硬化，长期接触铅、汞、苯、放射线者，应用某些抗癌或其他药物者。

尽管如此，血常规检验结果还是要根据症状、体征及其他检查加以综合分析。

如何看血糖化验单

临床上做血糖检查是用来了解人体血液中所含的葡萄糖的量。因饭后血糖可出现暂时升高，故血糖检查要求取空腹血。正常情况下，血糖的浓度保持在 3.9 ～ 6.1mmol/L，即 70 ～ 110mg/dL 之间。空腹血糖如果在 7.2 ～ 11mmol/L（130 ～ 200mg/dL）则认为是可疑糖尿病。血糖超过 11mmol/L 以上，是诊断糖尿病的重要依据。

❶ **葡萄糖耐量试验（GTT）** 主要用于确定轻型或可疑糖尿病人。正常人每餐的食量不一，但饭后最高血糖值总是稳定在 10mmol/L 以下，餐后 2 小时恢复到 7.8mmol/L 以下。如果餐后 2 小时血糖值超过 11mmol/L 可诊断糖尿病，在 7.8 ～ 11mmol/L 之间为糖耐量减低。

❷ **糖基化血红蛋白（CHB）** 其测定值反映近期内血糖水平的高低及糖尿病控制程度。正常值为血红蛋白的 4%～ 6%。

❸ **胰岛素释放试验** 可了解体内 β 细胞的基础情况及胰岛素的生理效应。血清胰岛素含量与血糖值之比应小于或等于 0.3，如果大于此比值，则提示胰岛素分泌过多或体内存在胰岛素生理效应发挥不良的情况。

血糖低于 2.8mmol/L（50mg/dL）时称低血糖症，多见于接受过量胰岛素治疗的病人或胰岛素 β 细胞瘤、肝脏病变、营养不良及过度饥饿的病人。

血糖值单位不同如何换算

许多人习惯于血糖值用"mg/dL"表示，特别熟悉血糖的正常值为 70 ～ 110mg/dL，但现在许多医院的检测结果却用 mmol/L 表示，其实这二者之间有一个血糖浓度水平的换算公式：1mmol/L=18mg/dL。如空腹血糖参考值为 3.9 ～ 6.1mmol/L，用所测的数值乘以 18 就可得到 70 ～ 110mg/dL。

化验血脂前的注意事项

血脂检查在心血管疾病的诊断、治疗和预防中，有重要的参考价值，但有些患者由于没有做好血脂检查前的准备工作，导致血脂检查结果不准，影响病情判断。

❶ 当心药物干扰　某些治疗冠心病的药物可使胆固醇和甘油三酯降低；维生素 A、维生素 D 可使胆固醇升高；硝酸甘油、甘露醇可使甘油三酯升高。因此，在抽血前 2 ～ 3 天内，不要服用这些药物。

❷ 合理控制饮食　抽血前 12 小时内不能进食，8 小时内不能饮水，3 天内不能饮酒，不能吃动物性食物，因为动物的内脏、骨髓、脂肪等胆固醇含量都很高，这些食物中的脂肪以及酒精等会对血脂有暂时性升高的影响。

❸ 忌做剧烈运动　化验血脂前 2 ～ 3 天不要做过猛的健身

运动，如跑步、打球、跳高等。因为运动量过大过猛，会使脂肪中的脂酶活性增加，血脂会相应降低，这对化验结果也会有一定的影响。尤其是老年人，在早晨不要锻炼。

还需要注意的是，因为血脂检查受许多因素影响，如果一次检验结果接近或超过血脂异常判断值，应间隔 1 ～ 2 周，在同一家医院的实验室再次禁食 12 ～ 14 小时抽血复查，尽量减少或避免由于实验室误差或个体生理变异造成的假象。如果两次检测的结果都不正常，而且所测数值相差不超过 10%（以血总胆固醇为例），就可以据此判断是否存在高脂血症。

如何看血脂化验单

目前临床上常用的化验项目主要包括总胆固醇（TC）、甘油三酯（TG）、高密度脂蛋白胆固醇（HDL-C）、低密度脂蛋白胆固醇（LDL-C）、载脂蛋白 A_1（Apo-A_1）、载脂蛋白 B（Apo-B）6 项（习惯称"血脂六项"）。这些指标的正常数值：

总胆固醇：3.36 ～ 5.18mmol/L（130 ～ 200mg/dL）。

甘油三酯：男性为 0.45 ～ 1.81mmol/L（40 ～ 160mg/dL）；女性为 0.23 ～ 1.22mmol/L（20 ～ 108mg/dL）。

高密度脂蛋白胆固醇：0.9 ～ 2.19mmol/L（35 ～ 85mg/dL）。

低密度脂蛋白胆固醇：<3.12mmol/L（120mg/dL）。

载脂蛋白 A_1：110 ～ 160mg/dL。

载脂蛋白 B：69 ～ 99mg/dL。

当发现血脂化验单上的以上数值超出正常范围时，首先应该确定一下血液样本是不是在空腹状态下采取的。一般要求患者在采血前一天晚 10 点开始禁食，于次日早上 8 ～ 10 点采静脉血。

其次还应注意被检者的饮酒情况，因为饮酒能明显升高血浆中富含甘油三酯的脂蛋白及高密度脂蛋白浓度。再次，在分析结果时，还应考虑到脂质和脂蛋白水平本身有较大的生物学波动，其中部分是由于季节变化、月经周期及伴发疾病等原因所致。最后再从临床角度寻找原因。

贫血应关注哪些指标

从化验单看，贫血要关注红细胞数量（RBC）、血红蛋白（HGB）、血细胞比容（HCT）、平均红细胞体积（MXV）、平均细胞血红蛋白浓度（MCHC）等几项指标。

❶ **红细胞计数** 红细胞计数是最常用的检查贫血的指标，红细胞减少主要表现为贫血，如缺铁性贫血、营养不良性贫血、再生障碍性贫血、失血性贫血以及溶血性贫血等。正常值：男性：（4.0～5.5）×10^{12}/L。女性：（3.5～5.0）×10^{12}/L。新生儿（6.0～7.5）×10^{12}/L。

❷ **血红蛋白** 血红蛋白常与红细胞计数同步进行，其减少的意义与红细胞计数相同。正常值：男性：120～160g/L。女性：110～150g/L。新生儿：170～200g/L。

❸ **平均红细胞体积** 计算法82～92fl；电阻法84～100fl。

❹ **平均细胞血红蛋白** 27～31pg。

❺ **平均细胞血红蛋白浓度** 320～360g/L。

❻ **血细胞比容** 男：40%～50%；女：37%～48%。

如何看甲亢化验单

❶ **血清总 T_4（TT4）、总 T_3（TT_3）测定** 甲亢时一般 TT_3、TT_4 均增高，但 TT_3 增高早、幅度大，较 TT_4 敏感。本测定结果受甲状腺激素结合球蛋白（TBG）影响，妊娠、雌激素和病毒性肝炎等可使 TT_3、TT_4 测定结果增高；雌激素、泼尼松和低蛋白血症等可使测定结果降低。因此，有上述情况时，应测定游离甲状腺激素。

❷ **血清游离 T_4（FT_4）、游离 T_3（FT_3）测定** 甲亢时 FT_4、FT_3 常明显升高，不受 TBG 的影响，较 TT_3、TT_4 更准确反映甲状腺功能状态，是目前甲亢的首选检查项目。

❸ **血清及 T_3（rT_3）测定** 甲亢时 rT_3 明显增高，变化较 TT3、TT4 升高出现早。

❹ **促甲状腺激素（TSH）测定** 大多数患者 TSH 水平降低。

❺ **促甲状腺激素受体抗体（TRAb）和甲状腺刺激免疫球蛋白（TSI）测定** 对毒性弥漫性甲状腺肿病的诊断、治疗效果观察、可否停药和预测复发，均具有重要意义。

❻ **甲状腺球蛋白抗体（TGAb）测定和甲状腺微粒体抗体（TMAb）测定** 可辅助诊断慢性淋巴细胞性甲状腺炎。TGAb、TMAb 滴度高的甲亢患者，治疗后易发生甲减，故该项检查可作为指导治疗的参考。

肺功能检查是怎么回事

肺功能检查可以为呼吸系统疾病的诊断、鉴别诊断、病情评估、治疗和预后的判断提供依据，如慢性阻塞性肺疾病是常见疾病，但早期表现无特异性，漏诊和误诊率较高，肺功能检查可为其早期诊断提供依据。

❶ **哪些人需要做肺功能检查**　慢阻病人或可疑慢性阻塞性肺病人；哮喘或可疑哮喘患者；慢性咳嗽患者；慢性呼吸困难或胸闷患者；长期吸烟或被动吸烟者；长期吸入粉尘或化学性气体的人群；全麻手术、胸腹部手术及老年人手术患者；到高原、航空飞行或进行潜水的老年人或有肺部疾病的患者。

❷ **检查前准备**　与很多检查需空腹不同，肺功能应饭后检查，以保证测定时有足够的体力；避免穿过紧衣服，以免限制肺的运动。到肺功能室后需休息 10～20 分钟，不要紧张，保持平稳的呼吸状态，然后由技术员抽动脉血进行血气分析。抽血后压迫穿刺部位数分钟，以免出现血肿。检查应尽可能在上午进行。复查肺功能也应尽可能在相同的时间点进行，因为在每天的不同时间，肺功能有差异。

❸ **检查过程**　顺利的情况下全套肺功能检查在 10～20 分钟内即可完成。若有肺功能异常或可疑异常，需进行复查，一般半年至 1 年一次。但若观察治疗反应，需 1 周至 1 月复查一次。

❹ **检查后注意事项**　测定结束后需等数分钟，待技术员初步确定检查程序符合要求后，方能离开，不符合要求者，必须重做。一般次日发正式报告。拿到报告后需到原就诊处复诊。若需对报告内容有更多的了解，可根据医院介绍看呼吸科相关医生。

如何看肺功能检查结果

潮气量（VT）：是指平静呼吸时，每次吸入或呼出的气量。

正常值：成人 500mL。

初吸气量（IRV）：指平静吸气后，再用力吸入的最大气量。正常值：男 2.16L，女 1.5L。

补呼气量（ERV）：指平静呼气后，再用力呼出的最大气量。正常值：男 0.90L，女 0.56L。

肺活量（VC）：用力吸气后，能呼出的最大气量。正常值：男 5.09 ± 0.866L，女 3.99 ± 0.83L。

潮气量减低表示肺和胸廓弹性和吸气肌力量减退。补呼气量约占肺活量的 1/3，降低表示气道有阻塞及呼气肌肌力减弱。肺活量实际测定值占理论预计值的百分比，低于 80％ 为异常，降低见于胸廓畸形、气道阻塞、肺损伤、慢性气管炎、肺气肿、肺炎等。

哪些人需做胃镜

通过胃镜检查可发现食道、胃及十二指肠内炎症、溃疡、息肉、肿瘤等，并可进行活组织检查及息肉摘除术。胃镜检查直观、较准确，病变发现率优于钡餐。

下列情况必须进行胃镜检查：

1.上腹疼痛，或轻或重，特别是病程较长者和 50 岁以上的患者。

2.原因不明的食欲减退和体重减轻者。

3.呕血或有黑便的病人。

4.上腹部包块。

5.吞咽不利或进食时有阻塞感。

6.已诊断为萎缩性胃炎者。

7. 溃疡病患者，胃镜能清楚了解溃疡的部位、大小、有无活动性出血等，还能同时检测胃内有无幽门螺杆菌，给彻底治疗提供重要参考。治疗后复查胃镜，可以了解治疗的效果。

8. 胃及十二指肠息肉患者做胃镜加活检能确定肿瘤性质。通过胃镜还可进行有效治疗，免去开刀之苦。

9. 胃部手术后患者行胃镜检查能及早发现可能存在的癌变。

10. 反酸、烧心的病人通过胃镜能了解有无食管炎及其范围、性质、严重程度。

11. 身体其他部位发现转移癌需寻找原发病灶者。

12. 吞下异物（如别针、钮扣、戒指等）者通过胃镜及配套工具可以取出而不必手术。

13. 有癌症家族史、胃癌及食管癌高发地区的人应做胃镜常规查体。

做胃镜前后注意啥

检查前

1. 头一天禁止吸烟，以免检查时因咳嗽影响插管；禁烟还可减少胃酸分泌，便于医生观察。

2. 检查前患者至少要空腹 6 小时以上。如当日上午检查，前一天晚餐后要禁食，当日免早餐；如当日下午检查，早餐可吃清淡半流质食物，中午禁食。重症及体质虚弱禁食后体力难以支持者，检查前应静脉注射高渗葡萄糖液。

3. 为了消除患者的紧张情绪，减少胃液分泌及胃蠕动，驱除胃内的泡沫，使图像更清晰，必要时医生在检查前 20 ～ 30 分钟要给患者用镇静剂、解痉剂和驱泡剂。对此，患者应有所了解，并给予配合。

4.为了使胃镜能顺利地通过咽部，做胃镜检查前一般要用咽部麻醉药，患者要按医生的要求予以配合。

检查后

1.做完胃镜半小时内，咽部麻醉药仍在起作用，此期间不要喝水、进食，以免误入气管，引起呛咳或发生吸入性肺炎。

2.咽部可能会有疼痛或异物感，可口含碘喉片、草珊瑚含片等，症状可减轻或消失。

3.做了活检的患者（特别是老年人），检查后1～2日内，应进食半流质饮食，忌食生、冷、硬和有刺激性的食物。禁止吸烟、饮酒、喝浓茶和浓咖啡，以免诱发创面出血，并注意是否有大便变黑（呈沥青样，是上消化道出血的表现），如出现黑便要及时到医院请医生处理。

老人做胃镜应注意什么

1.患有高血压、心脏病的老年人需做胃镜检查时，病人应消除紧张情绪，必要时应有心电监护，以利于胃镜检查顺利进行。

2.老年人常患有前列腺肥大、青光眼等疾病，在检查前应把病情如实告诉医生，使医生心中有数。

3.有些老年人患者脊柱变形或患有颈椎病，病人和家属应配合医务人员采取适当体位，有利胃镜顺利插入。

4.老年人胃镜检查后有时出现直立性低血压，故在胃镜检查完以后，应在检查台上稍作休息，下检查台应慢下。

儿童能不能做胃镜检查

慢性腹痛或经常性呕吐是儿科门诊中常见的消化道疾病症状，如果不及时治疗，腹痛频繁发作或经常呕吐，会影响儿童的日常学习和生活。

与儿童反复腹痛、呕吐相关的疾病主要是慢性胃病。慢性胃病是指各种原因持续作用于胃黏膜所引起的慢性胃黏膜病变。儿童慢性胃病最常见的症状，就是反复腹痛，并伴有呕吐、消化不良。过去大家一直认为，慢性胃病是大人得的病，与儿童无关，但近年来的儿科门诊中发现，慢性胃病的患儿并不少。随着检测手段的现代化、微型化，尤其是无痛性胃镜检查的开展，腹痛患儿中慢性胃病的检出率明显增高。通过胃镜检查，能直接观察到胃内有无糜烂、溃疡、炎症等情况及具体的病变部位。除了能及时发现疾病外，胃镜检查还助于找出慢性胃病的原因。此外，胃镜检查中还可以进行各种治疗，如果发现息肉可以直接做胃镜下切除；发现胃出血，可以直接在胃镜下止血。

因此，对于有反复腹痛并伴有呕吐或消化不良症状的患儿，应该把胃镜作为首选选的慢性胃病检查方法，家长对此不必过于担心。

如何看胃镜活检报告

❶ **浅表性胃炎** 胃黏膜浅层有淋巴细胞或浆细胞浸润，而深层的胃腺体正常。根据炎症细胞浸润程度，浅表性胃炎或轻或重，或伴急性活动，分别用药可治愈。

❷ **萎缩性胃炎** 除了黏膜有炎性细胞浸润外，还可见胃腺体部分或完全消失。萎缩性胃炎必须积极治疗，因为在萎缩性胃炎中发生肠化的机会较多。

❸ **肠化** 即肠上皮化生，意思是在胃黏膜上皮中出现肠上皮，可见于浅表性胃炎或萎缩性胃炎中，也可见于部分正常人。目前医学上采用黏液组化、酶组化和电镜技术等，将肠化分为完全型或不完全型、小肠型或结肠型。现多数人认为，不完全型、结肠型肠化（亦称Ⅲ型肠化）与胃癌的发生有密切关系。因此见到肠化报告应进一步检查。

❹ **个别腺体囊状扩张** 胃黏膜腺体扩张根据其病理形态分为单纯扩张和异型扩张。单纯扩张指腺体扩张轻，为局灶性或孤立性，腺腔内黏液分泌多，腺体多无萎缩，腺上皮呈异型性，囊状扩张指的就是这种。异型扩张则是指腺体扩张普遍而严重，黏液分泌少，腺体萎缩，腺上皮异型增生，可伴有肠化。目前认为它可能是重要的癌前病变。因此对活检胃黏膜有腺体扩张，尤其是异型扩张的患者要定期复查。

❺ **胃黏膜上皮异型增生（或称不典型增生）** 要高度重视，因为这是癌前病变。异型增生分轻、中、重三度。有报道，轻度者癌变率为2.35%，中度者为4%～5%，重度者为10%～83%。对于轻度者宜3～4个月复查一个月次，胃镜为好，中度者2～3月复查一次，重度者则应尽早手术。

总之，拿到胃黏膜活检报告后，最好给消化科医师看，让他们为你做出正确的解释和指导。

如何看胃液检查报告单

❶ **胃液一般性检查** 正常胃液清澈无色，量 10 ～ 100mL，有轻度酸味，少量黏液。胆汁反流时胃液呈蓝色或草绿色；胃出血时胃液呈鲜红色，陈旧性出血是咖啡色。

胃液增多常见于十二指肠溃疡、幽门梗阻或胃蠕动功能减退；减少多见于胃运动功能增强。晚期胃癌胃液有恶臭味，小肠低位梗阻有粪臭味，尿毒症时有氨味。黏液增多见于慢性胃炎。

❷ **胃液潜血检查** 急性胃炎、消化性溃疡、胃癌时可有不同程度出血，潜血试验阳性。但食管擦伤、牙龈出血咽下，潜血试验也可阳性。

❸ **胃液乳酸测定** 正常胃液呈阴性，阳性多见于胃癌、幽门梗阻、胃扩张。

❹ **胃液酸度测定**

总酸度：酚红法：空腹 10 ～ 60U；酚酞法：试餐后 60 ～ 75U。

游离酸：刚果红试剂：空腹 0 ～ 30U，试餐后 25 ～ 50U；甲基黄法：注射组织胺后 30 ～ 120U。

基础泌酸量（BAO）：2 ～ 5mmol/h，很少超过 5mmol/h。

最大泌酸量（MAO）：15 ～ 20mmol/h。

高峰泌酸量（PAO）：12 ～ 28mmol/h。

胃酸增高多见于十二指肠溃疡、复合溃疡。PAO>40mmol/h 提示即将出血、梗阻或穿孔。BAO>15mmol/h，PAO>30mmol/h，BAO/PAO>0.6 则可能是胃泌素瘤。胃酸减低多是胃癌、萎缩性胃炎。

❺**pH 值测定** 正常的 pH 值为 1.3 ～ 1.8，低于 1.3 多见于胃及十二指肠球部溃疡、卓 - 艾综合征、幽门梗阻、慢性胆囊炎等；高于 4 为无酸症，多见于胃癌、萎缩性胃炎、继发性缺铁性贫血、胃扩张、甲亢等。

❻**胃液显微镜检查** 胃灌洗液见到癌细胞，有利于诊断胃癌。肺结核病人可以从胃液中查找到结核菌。

检查肝功前的注意事项

1. 尽量避免在静脉输液期间或在用药 4 小时内做肝功能检查。因为药物对肝功能检查结果的干扰程度与血药浓度高低呈正相关。如果身体条件允许，最好在做肝功能检查前 3 ～ 5 天停药，大多数药物在停药后快则几小时，慢则 48 小时，对肝功能检查结果的影响就会消失。

2. 平时加强自我保健，充分了解哪些药物可能影响肝功能检查结果。在就诊时，一定要告诉医生自己所用药物的种类和使用时间。通常，用药剂量越大，间隔时间越短，对肝功能检查结果的干扰越大。

3. 尽可能少用药，尤其肝功能不好的病人更是如此。需要用药时，尽可能不用对肝脏有潜在危机的药物。必须长期服药的病人应定期检查肝功能，一旦肝功能出现异常，立即停药。已患有肝脏疾病的病人，用药时更应慎重，最好在医生或药师的指导下同时服用保肝药等。

肝炎病人每年应做的检查

曾有 5 年以上肝炎病史或乙型肝炎表面抗原阳性、年龄在 25 ~ 65 岁的男性，有肝癌家族史者，肝癌切除术后患者，这些肝癌"危险分子"均应每年进行一次健康体检。

以下检查项目，前两项是必做项目，后两项可选择其中一项。

❶ **甲胎蛋白检查（AFP）** 当肝癌细胞增生时，血清中的 AFP 会增高。AFP 是肝癌特异性指标，有助于诊断早期肝癌。

❷ **腹部超声波检查（B超）** 能明确肿瘤的大小、位置和性质。

❸ **电子计算机断层扫描（CT）** 可帮助临床医生明确肝癌的诊断，准确地显示病灶在肝内的位置、数目、大小及其与重要血管的关系，对决定治疗方案有着非常重要的作用。

❹ **磁共振成像（MRI）** 可作为 CT 诊断的辅助和补充手段。

如何看肝病B超报告

❶ **别让"弥漫性肝病"吓着** 有人一看"弥漫性肝病"就惊慌，其实，病毒性肝炎、脂肪肝、肝纤维化都属于肝脏弥漫性病变，因为这些病变在整个肝脏的分布是相对一致的，而肝血管瘤、肝囊肿、肝癌则属于肝脏局部的占位性病变。

这"弥漫性肝病"并不提示病情的轻重。只要肝脏整体有基本一致的变化，都可称之为"弥漫性肝病"。许多"弥漫性肝病"的人其实肝功能正常，不用治疗。肝病是否严重，要看包括肝功能在内的许多指标并结合临床才能确定。

❷ **慢性肝炎的胆囊炎不是"炎"** 肝脏有病，经常波及胆囊，胆囊增大，囊壁增厚、毛糙最常见，还有的表现出水肿。对于这些表现，都可报告为"胆囊炎"。这不是细菌感染引起的胆囊炎，不需用抗菌药物治疗。

其实，肝炎患者这种 B 超诊断出的胆囊炎临床常无症状，无梗阻性黄疸的表现，白细胞也不高，属于非特异性胆囊炎。一旦肝病好转，这种"胆囊炎"也会减轻。

❸ **不要过分看重肝脏大小** 肝炎患者非常关心肝脏的大小，其实超声探头的方向对测量有影响，相差 1 ～ 2cm 是常见的。另外，肿大的肝脏逐渐缩小有时是肝脏炎症好转，但有时则相反，因为肝硬化时，肝脏的体积也缩小。

❹ **别把血管瘤、肝囊肿当肝癌** 对于肝囊肿，不必害怕，因为囊肿大多是先天性的。肝血管瘤大多数为海绵状血管瘤，是肝脏最常见的良性肿瘤，可发生于任何年龄。血管瘤的发展非常缓慢，小血管瘤可无任何症状，大多数是在体检时被 B 超发现的。一般说来，小的肝囊肿和血管瘤对人体健康没有多大影响，不必紧张，只有较大的肝囊肿和血管瘤才需要外科手术或介入治疗。

如何看甲肝化验单

谷丙转氨酶（GPT 或 ALT）在肝细胞浆内含量为丰富，当肝细胞受到损伤时就会释放到细胞外，从而进入血液，因此，它是非特异性肝损害的敏感指标。AST 的意义大致与 ALT 相同。ALT、AST 均升高了，提示肝功能受损。其中 ALT 升高幅度很大，提示可能是一个急性期。

球蛋白是人体免疫功能的重要实施者，它的升高提示人体正处于一个应激状态，免疫球蛋白被大量动员启用。

血清胆红素约80％是血液中红细胞的血红素代谢后的废弃物，当红细胞衰老时，会经过脾脏加以破坏处理而产生非直接胆红素，非直接胆红素会通过肝脏作用分解为直接胆红素，并由胆管排至十二指肠中，最后大部分随着粪便排出体外。若是血清中胆红素过高，则提示肝脏病变或胆管阻塞等异常信息，而血清胆红素的数值高低则提示着异常的严重程度。胆红素的大幅度升高就会造成黄疸，即皮肤、眼白（巩膜）等发黄的症状。

除了肝功能以外，患者还应做其他的检查，如血常规、B超、肝炎全套等。其中甲肝抗体（血清抗甲型肝炎IgM抗体）呈阳性，即可被确认为急性甲型肝炎。

如何看乙肝检查报告单

病毒性肝炎按病毒的不同和内在特征分为甲、乙、丙、丁、戊五型，每一型均对肝脏有不同程度的损伤。确诊甲、丙、丁、戊型肝炎时，都必须检出其病毒在血中产生的抗体。

"两对半"，即乙肝表面抗原（HBsAg）、表面抗体（HBsAb）、e抗原（HBeAg）、e抗体（HBeAb）及乙肝核心抗体（HBcAb），是诊断乙型肝炎最重要的依据。

HBsAg也叫澳大利亚抗原，简称澳抗，是乙肝病毒感染的指标，阳性说明已感染了乙肝病毒。

HBsAb阳性说明以往感染过乙肝病毒。这是一种保护性抗体，可以中和肝炎病毒，阳性多见于乙肝恢复期或曾有过乙肝病毒感染史。

HBeAg 阳性见于澳抗阳性患者，并提示患者仍有传染性，如其长期存在，提示为慢性乙肝。

HBeAb 出现于 HBsAb 或 HBsAg 阳性血清中，说明患者病情稳定，预后良好，传染性低，但不保证乙肝病毒已全部消失。

HBcAb 阳性说明最近感染了乙肝病毒或病毒仍在继续复制。

急、慢性型肝炎病人，澳抗的阳性率相当高，部分乙肝病毒携带者，肝功可呈现正常，也无临床表现，但澳抗却表现为阳性。此外，有一些肝癌、白血病、麻风及慢性肾炎等病人，也可以出现澳抗阳性。但是，仅靠"两对半"判断是否患有乙肝、是否有传染性是不全面的。

近来，诊断乙型肝炎又有了更好的方法，即聚合酶链反应，简称 PCR，这是诊断乙肝的最新方法。PCR 试验阳性提示体内有乙肝病毒繁殖，具有传染性。

"大三阳""小三阳"是什么意思

经常听到"大三阳""小三阳"的说法，但是什么是"大三阳""小三阳"呢？由于免疫学的发展，已能将乙肝病毒的免疫指标检查出来，"乙肝五项"检查就是常用的检测指标。

表面抗原（HBsAg）：阳性表示体内存在乙肝病毒。

表面抗体（抗 -HBs）：阳性表示身体具有保护性。

e 抗原（HBeAg）：阳性表示病毒在复制及具有传染性。

e 抗体（抗 -HBe）：阳性表示病毒复制受到抑制。

核心抗体（抗 -HBc）：阳性表示感染过乙肝病毒。

大三阳：表面抗原（HBsAg）、e 抗原（HBeAg）、核心抗体（抗 -HBc）三者阳性，这种情况通常反映病毒复制是比较活跃的。

小三阳：表面抗原（HBsAg）、e 抗体（抗 -HBe）、核心抗体（抗 -HBc）三者阳性，对于小三阳病人应该进行 DNA 检测，如果是阳性，那么就反映病毒的复制是活跃的，如果检测为阴性，那么就反映病毒受到抑制，病毒复制是不活跃的。

乙肝五项检查只是反映出病人是否感染了病毒，以及病毒是否复制，一旦发现了病原学异常（大小三阳）就应该到医院进行相关检查，根据肝功能检查的结果确定是否得了肝炎以及病情的严重程度和肝细胞受损的情况，只有在肝功能异常的情况下才需要进行积极的治疗。

如何查丙肝

要想知道是否得了"丙肝"，就要检查血中的抗 -HCV（丙肝抗体）。抗 -HCV 是丙型肝炎的标志物。如果抗 -HCV 阳性，表示感染了"丙肝"病毒，若伴有症状，且转氨酶升高，则提示为现症病人。如抗 -HCV 阳性，但无临床症状，转氨酶正常，则可能只是"丙肝"病毒携带者，或既往感染过"丙肝"病毒。

应该注意的是，由于检测有可能出现假阳性，一次抗 -HCV阳性，不能贸然下"丙肝"的诊断，应结合输血史、临床表现综合分析。同理，一次抗 -HCV 阴性也不能完全排除"丙肝"，因假阴性，或者在发病早期血中难以检出丙肝抗体的情况也是有的。

如果"丙肝"病人经治疗抗 -HCV 由阳转阴，则还需检查HCV-RNA（丙肝病毒核酸）是否也为阴性。若 HCV-RNA 仍阳性，则提示体内"丙肝"病毒仍在复制，只有抗 -HCV 滴度逐月下降，直至阴性，且保持6个月至1年以上，方可认为基本痊愈。

如何看甲胎蛋白化验单

检查早期肝癌多采用检测甲胎蛋白（AFP）的方法。其实，甲胎蛋白就是胎儿期肝脏所合成的一种蛋白质，它存在于胎儿的血清中，以16～20周龄时含量最高，出生后1岁左右在血清中即消失（或保持极微量）。成人肝细胞损害后再生，血中可出现微量甲胎蛋白，但用一般方法不容易检测出来。但在肝细胞发生癌变时，肝细胞重新具备产生甲胎蛋白的能力，故肝癌患者的血清中可检测出甲胎蛋白。

甲胎蛋白无论是理化特性或抗原性，均与胎儿体内的甲胎蛋白相同。使用含甲胎蛋白的胎儿血清作抗原来免疫动物，使动物血清中产生甲胎蛋白抗体，制成甲胎蛋白免疫血清。用这种免疫血清与可疑肝癌患者血清在一定条件下相互作用，如患者血清中含有甲胎蛋白，就会与免疫血清中的抗体发生特异性结合，即出现阳性反应。因而甲胎蛋白通常在肝癌患者血清中出现，故临床上常用以协助诊断肝癌。

甲胎蛋白的正常值及临床意义如下：

正常为阴性（ ≤ 400μg/L），但并不能完全肯定未患肝癌，因有假阴性，要结合病史、体格检查及其他检查方能确诊。

如检测结果为阳性（ ≥ 400μg/L），则有以下两种可能：

1. 原发性肝癌（多为早期）：但应排除以下假阳性疾病者，才可考虑按肝癌处理。

2. 可见于卵巢（或睾丸）胚胎性肿瘤、胃癌肝转移、胆管细胞癌、肝硬化、病毒性肝炎、胆结石和多发性骨髓瘤等，偶见于妊娠妇女。由病毒性肝炎引起的甲胎蛋白升高见于肝细胞大量再生期，可随肝功能好转而下降，故肝功能不正常而甲胎蛋白阳性者，可在 2～4 周后复查甲胎蛋白，如肝功能好转而甲胎蛋白持续阳性者，则应高度怀疑肝癌。

肾功能检查每年都要做

很多肾脏病在早期没有任何不适症状，所以定期健康检查是早期发现肾脏病的最佳方法。一般肾脏检查主要有尿常规、肾功能以及肾脏超声波检查。

❶ **尿常规** 检测尿中有无血细胞、蛋白质、脓、糖和细菌等。当肾脏受损伤时，蛋白质会漏入尿液中，这是肾脏损伤的一个早期标志，如果检验结果持续报告有蛋白（即在几周内有两次阳性结果），则提示患有慢性肾脏疾病。

❷ **肾功能** 包括血尿素氮和肌酐。许多人体检时往往只查血尿素氮，这是不完整的。血肌酐来源于正常肌肉活动产生的废物，当肾脏受损伤时，由于肌酐排除困难，会在血液中累积到一个较高水平。根据血肌酐水平，可估计患者的肾脏功能。

❸ **肾脏超声检查** 黑白超声只能了解肾脏的形态、大小、有无梗阻（如肾结石或肿瘤）、肾脏或输尿管结构是否异常，而彩色超声还能了解肾脏动脉等血流情况。

患有红斑狼疮和类风湿关节炎等自身免疫性疾病，尿路感染，肾结石和尿路梗阻，高尿酸血症和痛风，高脂血症，病毒性肝炎，肿瘤，中风，孤立肾，年龄大于 60 岁，肥胖，长期或反复应用止痛药、退热药、抗生素、中药以及抗肿瘤药，有糖尿病或高血压家族史，一定要每年做一次肾脏检查。

前列腺检查有哪些

❶**肛门指检** 肛门指检是必做的前列腺检查，它可检查前列腺的大小、外形、有无压痛，从而对前列腺疾病进行初步诊断和筛检。同时可行前列腺按摩，检查前列腺液的性状和成分变化。

❷**B超检查** B超是检查前列腺的常用方法，有经直肠探测法和经耻骨上腹部探测法等方式，可对前列腺做准确测量，其误差不超过5%。此法具有简便、无创、快速等特点。

❸**X线拍片** X线检查在前列腺疾病的诊断中有重要价值。如平片可检测前列腺有无钙化或结石影。造影可帮助检查有无前列腺增生或前列腺癌。CT检查对前列腺疾病的鉴别诊断更具有重要意义。

❹**组织活检** 前列腺穿刺活组织检查对于明确前列腺肿块的性质十分有利，对明确前列腺肿瘤的组织分型和细胞学特征帮助极大。此法有一定的痛苦和创伤，但十分必要。

如何看前列腺液化验单

列腺液化验单上正常的结果应当是：

外观：乳白色稀薄液体。

卵磷脂小体：极多，几乎满视野。

上皮细胞：少见。

红细胞：少于6/高倍视野下（HP）。

白细胞：少于10/HP。

精子：少见。

pH 值：6.3～6.5。

当前列腺发炎时，前列腺卵磷脂小体减少，红细胞数大于6/HP，白细胞增多，大于10/HP，并可找到大量细菌，以葡萄球菌最多见，其次为链球菌、淋球菌等。抗酸染色可找到抗酸杆菌。另外，炎症时前列腺液呈浅黄脓样或浅红色，有黏液丝。

有滴虫感染时，可检出滴虫；有结石时，可见到磷酸钙组成的结晶；前列腺癌可有血性液体，镜检见多量红细胞、癌细胞；前列腺结核可见结核杆菌。

应定期查尿常规

肾脏病变的临床表现多样，由于肾脏具有很强的代偿功能，早期患者大都无明显症状，不易引起注意。不少患者都是出现了症状才来医院，一检查已是肾脏病晚期，错过了最佳治疗时间。

定期体验能早期发现肾病，做尿常规和肾功能检查只需花上几十元，如能早发现、早诊断、早治疗，就能避免自身痛苦和花费昂贵的医疗费。

患有糖尿病、高血压、高血脂、痛风、反复扁桃体炎、慢性尿路感染、长期服用某一种中药或西药的患者更要关注自己的肾脏。

尿液泡沫长久不消失、夜尿增多、颜色改变等症状都是肾脏病变的早期信号，应尽快到医院检查。每年定期体验，查一下尿常规，发现无症状性的蛋白尿、血尿，要及时就诊。

如何看尿化验报告单

❶ 尿比重 是指尿内溶质的重量。尿比重可反映肾小管浓缩、稀释尿的功能。尿比重高于 1.020 时，称浓缩尿；而低于 1.008 时，为稀释尿。

❷ 尿酸碱度（pH 值） 尿一般为酸性，pH 值 <4.5；而 >5 时为碱性尿。尿的酸碱度与饮食、尿盐排出量、代谢性酸碱中毒有关。

❸ 尿糖 正常人为阴性。当血糖升高，超过肾糖阈时，出现尿糖。尿糖多少，一般用"+"表示，最多为 ++++。查尿糖一定用空腹尿。

❹ 尿蛋白 正常人尿内有微量蛋白，一般方法不易检出。当肾小球、肾小管功能改变时，血浆内的蛋白透出滤膜进入尿内，也称真性尿蛋白。当尿内出现多量红、白细胞或脓细胞时，也出现蛋白尿，一般不超过 ++。这种蛋白尿有别于肾性蛋白尿。

❺ 有形成分 尿内有形成分主要指红、白细胞，管型，无机盐及药物结晶等。正常人尿内每高倍视野中有 1～2 个红细胞，若超过 4～6 个时视为异常，称为镜下血尿。白细胞或脓细胞在尿检中，女性 <5 个、男性 <2 个视为正常。当增多时，反映尿路有感染。管型是在肾小管内堆积铸成的管状物，有红细胞管型、白细胞管型、透明管型、上皮细胞管型、颗粒管型等。管型是慢性肾炎的特有表现之一。

大便常规化验的临床意义

大便常规化验包括检验粪便中有无红细胞和白细胞、潜血试验（OB）以及查虫卵等。

正常人的粪便，一般是黄色成形的，没有血和黏液，没有红细胞、白细胞、虫卵和原虫。如果粪便的颜色是陶土色或灰白色，可能是得了胆道梗阻；如果粪便是柏油样黑色，可能是上消化道有出血，或者服了药用炭、铁剂等药物；如果粪便是红色，可能是消化道出血，尤其是结肠、直肠或肛门有病的人，粪便有时呈红色。

大便中验出有红、白细胞在 +++ 以上，就可以认为是菌痢；只查出白细胞，说明是肠炎；只查出红细胞，多半是患了结肠炎、肿瘤、息肉、肠结核和痔疮出血等。验虫卵可以从大便中查出蛔虫卵或绦虫卵。

腰腿痛须做哪些化验

腰腿痛患者常做的血液化验项目主要有：

❶ **血沉**　是"红细胞沉降率"的简称，英文缩写为 ESR。参考值：成人男性为 $1 \sim 10$ mm/h，女性为 $0 \sim 16$mm/h。须注意，这并非指每小时沉降多少，而是指到 1 小时末沉降多少。引起血沉值加快的常见腰腿痛疾病有强直性脊柱炎、胸腰椎结核、类风湿关节炎、胸腰椎骨椎炎、椎间隙感染和胸椎恶性肿瘤等。

❷ **类风湿因子凝集试验**　英文缩写为 RF。类风湿因子是一种自身抗体，正常一般为阴性。类风湿因子不光存在于类风湿关

节炎患者，有 1%～4% 的正常人也可出现阳性。以下是类风湿因子在多种疾病时的检出率：类风湿关节炎 79.6%；混合性结缔组织病 25.0%；多发性肌炎 20.0%；皮肌炎 20.0%；皮肌炎 10.0%；少年型类风湿关节炎 10.0%；结核病 10.0%；60 岁以上老人 15%～50%。

由此可以看出，类风湿因子阳性，不一定就是患了类风湿关节炎。

❸ **抗溶血性链球菌"O"试验** 英文缩写为 ASO，参考值小于 400U。此试验是证明近期有无溶血性链球菌感染的一种免疫学检查，如抗溶血性链球菌"O"试验大于 500U，且多次检查结果递进增高，有助于活动性风湿病的诊断。

如何看懂骨髓检查报告

目前一些规模较大的医院常采用显微成像系统进行骨髓图像分析，并出具骨髓报告单。骨髓报告由以下三部分组成。

第一部分：骨髓涂片各个系统细胞计数的结果。

第二部分：骨髓涂片典型的镜下图像，使大家一目了然。

第三部分：文字报告部分，从骨髓的取材情况到各个系统细胞以及异常细胞的形态描述，最后根据各项内容并结合临床表现及病史等得出结论。

第三部分是骨髓报告中最重要的部分，也是人们有可能看懂的部分。它又由七个部分组成：

骨髓取材：涂片和染色的情况主要与临床医生和检验医生的操作有关系。

骨髓的增生程度、粒细胞系和红细胞系的比值（M/E）：正常骨髓象增生活跃，粒/红比例为 3：1～4：1。

粒细胞系的增生程度、各个阶段粒细胞的比例和形态：正常骨髓报告显示粒细胞占有核细胞的 50%～60%，各阶段粒细胞比例、形态大致正常。

红细胞系的增生程度、各个阶段的粒细胞比例和形态：正常骨髓报告显示红细胞占有核细胞的 20% 左右，各阶段红细胞比例、形态大致正常，成熟红细胞未见异常。

淋巴和单核系：正常者显示未见明显异常。

巨核细胞系：全片所见巨核细胞数目、血小板数量及形态特点。正常时多描述为血小板减少。

寄生虫和特殊细胞：正常应该见不到。

如上所述，一个正常的骨髓报告基本上应该是这样的。如果看到的骨髓报告有一部分的描述与上面的数据或者图像描述相比有很大变化的话，可以说明那是一份异常的骨髓报告。

如何看骨髓涂片检查结果

骨髓涂片检查是诊断血液疾病最为重要的一项检查，但很多患者却看不懂骨髓涂片检查结果，现简单介绍如下：

首先要看骨髓的增生情况如何，主要是骨髓内的造血细胞数目如何，一般可以分为极度活跃（见于白血病）、明显活跃、活跃、尚可和低下（比如再生障碍性贫血）。其次是看粒细胞和有核红细胞的比例，高说明粒细胞增生多或红细胞增生低，反之亦然。第三，看各类细胞（比如粒细胞、红细胞和淋巴细胞）中各阶段细胞的比例，比如原始细胞比例是否增多（提示白血病）、幼稚淋巴细胞的比例或各阶段红细胞比例是否增多（增生性贫血）。第四，看巨核细胞和血小板的情况，主要是看数目和各阶段巨核细胞的比例，通过此可以判断出血小板增多症或减少症的原因。最后看骨髓涂片内是否有异常细胞，比如淋巴瘤细胞、骨髓瘤细胞及寄生虫（疟原虫、利什曼原虫）等。

如何看风湿五项报告单

❶ **抗核抗体** 正常值为阴性。阳性常见于系统性红斑狼疮。此外，阳性还可见于其他一些风湿性疾病，如类风湿关节炎、结节性多动脉炎、多发性肌炎等。

❷ **抗双股 DNA 抗体** 正常值为阴性。阳性常见于系统性红斑狼疮（特异性最强）。此外，阳性还可见于各种风湿性疾病。

❸ **抗 Sm 抗体** 正常值为阴性。阳性最常见于系统性红斑狼疮（标志性抗体）。此外，阳性还可见于各种风湿性疾病。

❹ **抗 RNP 抗体** 正常值为阴性。阳性对混合性结缔组织病有诊断意义。此外，阳性也可见于各种风湿性疾病。

❺ **类风湿因子** 正常值为阴性（但少数类风湿关节炎患者可出现假阴性）。阳性常见于类风湿关节炎（特异性较强）。此外，其他一些风湿性疾病和慢性肝病患者也有一定的阳性率。

如何看白带化验单

白带的形成与雌激素的作用息息相关。一般的白带常规化验有如下五个检测项目：

❶ **pH 值** 青春期后由于卵巢性激素的刺激，黏膜上皮细胞内含有丰富的动物淀粉，经阴道杆菌分解后变成乳酸，使阴道内

的分泌物呈弱酸性，可防止致病菌在阴道内繁殖，这是阴道的自净作用。化验时常用 pH 值来表示酸碱度，正常 pH 值为 4～5，患有滴虫性或细菌性阴道炎时白带的 pH 值上升，可高于 5～6。

❷ **阴道清洁度**　可分为四度。I 度：显微镜下见到大量阴道上皮细胞和大量阴道杆菌。Ⅱ 度：镜下见有阴道上皮细胞，少量白细胞，有部分阴道杆菌，可有少许杂菌或脓细胞。Ⅲ 度：镜下见有少量阴道杆菌，有大量脓细胞与杂菌。Ⅳ 度：镜下未见到阴道杆菌，除少量上皮细胞外主要是脓细胞与杂菌。I～Ⅱ 度属正常，Ⅲ～Ⅳ 度为异常白带，表示阴道炎症。

❸ **真菌与滴虫**　白带经过处理后在显微镜下可以判断有无滴虫或真菌，如存在滴虫或真菌不论其数量多少均用"+"来表示，这一符号只说明该妇女感染了滴虫或真菌，并不说明其感染的严重程度。

❹ **胺试验**　患细菌性阴道炎的白带可发出鱼腥味，它是由存在于白带中的胺通过氢氧化钾碱化后挥发出来所致。

❺ **线索细胞**　线索细胞是指细菌性阴道炎患者有许多杆菌凝聚在阴道上皮细胞边缘，在悬滴涂片中见到阴道上皮细胞边缘呈颗粒状或点状，线索细胞是细菌性阴道炎的最敏感、最特异的体现，临床医生根据胺试验阳性及有线索细胞即可做出细胞性阴道炎的诊断。

如何看宫颈涂片报告单

做宫颈涂（刮）片检查，目的是为了查看妇科常见的子宫颈癌，以早期发现、早期诊断和早期治疗。宫颈涂（刮）片是细胞学诊断，常用的是巴氏五级分类法，其诊断标准如下：

Ⅰ级：正常　正常的阴道细胞，这些细胞符合一般妇女的生理变化规律。

Ⅱ级：良性　变异细胞，表示宫颈有炎症，因受炎症影响，宫颈细胞的细胞核形态有改变，但没有癌细胞。

Ⅲ级：可疑癌细胞　表示涂片内找到核异质细胞。核异质细胞是介于"良"与"恶"性之间的一种细胞。其恶性特征虽不如癌细胞那样明显，但和一般炎症细胞明显不同。核异质细胞主要见于宫颈不典型增生（间变）、原位癌、浸润癌，亦可见于宫颈炎、阴道炎等。有的经抗感染治疗，炎症消失后细胞形态恢复到正常。

Ⅳ级：高度可疑癌细胞　表示涂片中找到了可疑癌细胞，由于取材技术的关系，涂片中癌细胞数量较少。

Ⅴ级：癌细胞　具有典型恶性细胞的特征且量多。

凡Ⅲ级以上的涂片都必须做宫颈活检以明确诊断，因为涂片检查不能作为最后诊断的依据。

如何看子宫内膜病检报告单

当女性患有月经失调或怀疑有宫腔恶性肿瘤时常需进行诊断性刮宫检查，并将刮出的组织送病理检查，亦称为活体组织检查（简称活检），以明确诊断。那么拿到病理报告单后如何看其结果呢？一般情况下，病理报告单可能会有以下几种情况：

❶ **正常**　结果显示所取组织为增生期、分泌期子宫内膜。

❷ **无排卵型月经失调**　子宫内膜仅呈现不同程度的增生期变化，如子宫内膜腺囊型增生过长、子宫内膜腺瘤型增生过长、增生期子宫内膜、萎缩型子宫内膜。

❸ **排卵型月经失调** 根据月经失调病因不同，病检结果亦不同。如黄体功能不足引起的月经失调活检显示子宫内膜腺体分泌不足，腺体与间质不同步；子宫内膜不规则脱落引起的月经失调则为内膜失水，间质致密，腺体萎缩，分泌期与增生期子宫内膜相混合。

❹ **流产** 刮出物内可含有蜕膜组织和胎盘绒毛。

❺ **葡萄胎、绒毛膜上皮癌** 子宫内胎盘绒毛的滋养细胞呈肿瘤性生长，增殖程度不同。

❻ **子宫内膜癌** 子宫内膜腺体高度增生，细胞发生变异。

如何看精液化验单

❶ **精液量** 每次以 2～6mL 为正常。超过 6mL 称精液量过多症，不足 2mL 为精液量过少症。

❷ **颜色** 正常精液为灰白或稍带黄色。较长时间没有性生活者，射出的精液多为浅黄色。

❸ **酸碱度** 正常精液 pH 值为 7.2～8.0，平均 7.8。

❹ **液化情况** 正常情况下，精液 5～30 分钟开始液化，超过 1 小时称精液液化不良症。24 小时不液化则报告为 24 小时不液化。

❺ **精子数量** 正常人精子密度是每毫升 4000 万～2.5 亿个。每毫升低于 2000 万个称为少精症，每毫升大于 2.5 亿个称为精子过多症。

❻ **活动力** 0 级为精子无活动，Ⅰ级为原地活动，Ⅱ级为慢速直线运动，Ⅲ级为快速直线运动。正常情况下快速直线运动精子占 25% 以上，或者快速及慢速直线运动精子不低于 50%。

❼ 活动率 ≥60%为正常。

❽ 畸形率 正常精子头部正面是卵圆形，侧面为扁平形，尾部长而弯曲。畸形率应≤30%。

上述化验不能单凭某一项即做出不育症的判断，应综合分析，并在2～3周内重复2～3次检查。

如何看性激素检验单

首先要弄清楚一些基本知识。性激素即性功能调节激素，主要包括促卵泡生成素（FSH）、促黄体生成素（LH）、泌乳素（PRL）、雌二醇（E_2）、孕酮（P）、睾酮（T）六种。前三种由脑垂体分泌，后三种女性主要由卵巢合成，男性睾酮由睾丸合成。另外，肾上腺皮质也可分泌睾酮和雌二醇。女性患者一般均需检测以上六项性激素，男性患者一般检测FSH、LH、PRL、T四项。男性的性激素周期性变化不大，数值较稳定，只要将结果与男性正常参考值相比较就可知道正常与否。

女性由于特殊的生理机制，性激素FSH、LH、P、E_2水平随着月经周期的不同而不同，T、PRL变化不大。因此，女性T、PRIL也只要将结果与女性正常参考值相比较就可知道正常与否。FSH、LH、P、E_2的结果必须根据不同的月经周期与相应的正常参考值相比较，才能知道正常与否。一个月经周期依次可分为卵泡期、排卵期、黄体期。排卵期处于月经前14天左右，排卵前为卵泡期，排卵后进入黄体期。知道这三期后，患者就可根据自身情况判断自己处于哪一期，再将检验结果与这一期的正常参考值比较，就可知道正常与否。

不孕不育可做八项检查

❶ **精液常规化验** 这是不孕不育症患者第一步应做的检查。检查前应禁欲 3 ～ 5 天，用手淫方法取精。

❷ **子宫内膜活检术** 月经前检查阴道清洁度，检查是否有阴道滴虫、真菌感染，是否有阴道细菌病。正常者月经来潮 24 小时内取内膜做病理检查，可以判断内膜是否有炎症、结核、肿瘤等，可帮助判断是否有排卵和黄体功能如何。

❸ **B 超下输卵管通液术** 可以检查输卵管是否通畅及哪侧通畅，对于无急性盆腔炎、阴道炎、子宫内膜病理检查正常的不孕症患者都可以做此项检查。需月经干净后 3 ～ 7 天内（不得同房）做此检查。

❹ **血激素测定** 不孕症及妇科内分泌疾病患者均应做此项检查。

❺ **宫腔镜检查术** 是诊断不孕症的重要方法。当做 B 超后怀疑宫腔内病变时应常规做此项检查，同时可做内膜取材及 B 超下输卵管通液检查，一次查明不孕症病因，快速进入治疗周期，节约时间。要求月经干净后不同房，在月经干净 3 ～ 7 天内做此检查。

❻ **腹腔镜检查或手术** 腹腔镜的优点在于不仅可了解输卵管通畅情况，还可直接观察盆腔内病灶，明确病变部位、性质、程度，更能客观地反映造成输卵管损害及输卵管虽通畅但仍未孕的可能原因，有助于对输卵管功能障碍程度及其预后做出评价，同时可在腹腔镜下对病变输卵管等进行必要的手术矫治，如输卵管伞端成形术、造口术、盆腔粘连分离术、卵巢囊肿剔除术等。腹

腔镜手术具有创伤小、恢复快、痛苦小等优越性。

❼ 睾丸活检或附睾抽吸术（TESA/PESA） 是针对无精症患者的进一步检查，若附睾或睾丸组织中有精子，则可以通过卵细胞浆内单精子显微注射试管婴儿技术的方法获得自己的后代，而不必行赠精人工授精。

❽ 染色体检查 对于习惯性流产，不明原因不孕，卵巢早衰，原发性少、弱、无精症者，夫妻双方或单方应做此项检查。